Dr. med. Michelle Markus · Alexander Hoffmann

Tinnitus

Dr. med. Michelle Markus · Alexander Hoffmann

Tinnitus

Ursachen und Behandlungen
von Ohrgeräuschen

humboldt

Bibliografische Information der Deutschen Nationalbibliothek
Die Deutsche Nationalbibliothek verzeichnet diese Publikation in der Deutschen Nationalbibliografie; detaillierte bibliografische Daten sind im Internet über http://dnb.ddb.de abrufbar.

ISBN 978-3-86910-308-2

Dieses Buch gibt es auch als E-Book: ISBN 978-3-86910-921-3

Die Autoren:
Dr. med. Michelle Markus ist praktizierende Ärztin mit langjähriger Erfahrung in Praxis und Klinik. Sie ist sowohl in der Schulmedizin als auch in der Naturheilkunde zuhause.
Alexander Hoffmann ist freier Journalist und seit 1983 selbstständig. Er wurde mehrfach mit Preisen ausgezeichnet und hat bereits mehrere erfolgreiche Ratgeber zum Thema Gesundheit verfasst.

Originalausgabe

Ein Imprint der Schlüterschen Verlagsgesellschaft mbH & Co. KG,
Hans-Böckler-Allee 7, 30173 Hannover
www.schluetersche.de
www.humboldt.de

Lektorat:	Linda Strehl, München
Covergestaltung:	DSP Zeitgeist GmbH, Ettlingen
Innengestaltung:	akuSatz Andrea Kunkel, Stuttgart
Titelfoto:	Gary Cornhouse / Fotolia
Satz:	PER Medien+Marketing GmbH, Braunschweig
Druck:	Grafisches Centrum Cuno GmbH & Co. KG, Calbe

Hergestellt in Deutschland.
Gedruckt auf Papier aus nachhaltiger Forstwirtschaft.

Inhalt

Vorwort

Es klingelt und saust, es pfeift und hämmert, es brummt und piepst – viele Menschen leiden unter Ohrgeräuschen. Mediziner nennen dieses Syndrom Tinnitus, von lateinisch *tinnitus aurium* – „Klingeln der Ohren“. Je nach Schätzung leiden allein in Deutschland über 1,5 bis drei Millionen Menschen unter der nervenden Dauerbeschallung im eigenen Kopf, Jahr um Jahr kommen 300 000 neue Fälle hinzu. Andere Statistiken sprechen gar von 10 bis 20 % der Bevölkerung, die von Tinnitus betroffen sind. Fast 40 % haben zumindest einmal ein derartiges Ohrgeräusch erlebt. Glücklicherweise kommt es in rund 65 % der Fälle zu einer spontanen Erholung. Doch andere trifft es umso härter. In der chronischen Form kann Tinnitus so belasten, dass die Menschen verzweifeln, sogar Angst bekommen, verrückt zu werden. Die meisten peinigt ein hoher, lauter Pfeifton, andere ein tiefes Brummen. Der Ton ist nicht zu kontrollieren – er kann ständig vorhanden sein oder er kommt und geht, wie er will. Das Geräusch erscheint entweder im linken oder im rechten Ohr, manchmal auf beiden Seiten gleichzeitig. In anderen Fällen scheint das Pfeifen mitten im Kopf zu sitzen. Beim objektiven Tinnitus ist die Erkrankung physikalisch messbar, den subjektiven Tinnitus dagegen kann kein Außenstehender erfassen: Der Betroffene ist mit seiner Krankheit allein, nur er selbst hört die Ohrgeräusche, die denn auch als „Phantomschmerz des Gehirns“ bezeichnet werden. Ganz oben auf der Leidensskala stehen jene rund 400 000 Menschen, bei denen der chronische Tinnitus derart quälend ist, dass sie kein normales Leben mehr führen können und dringend behandlungsbedürftig sind. Nicht zuletzt für diese Menschen haben wir dieses Buch geschrieben. Und für solche, die den chronischen Tinnitus vermeiden möchten.

Dr. med. Michelle Markus
Alexander Hoffmann

Ich höre was, was du nicht hörst – Sie sind kein Einzelfall

Das Phänomen des Tinnitus wurde von der Medizin lange Zeit nicht richtig ernst genommen. Erst ab 1990 etwa, ausgehend vom Ausland, setzte eine Trendwende ein. In diesem Buch schildern wir die bekannten und vermuteten Ursachen des Tinnitus und skizzieren die verschiedenen Behandlungsmethoden sowohl aus der Schul- als auch der Alternativmedizin. Wir kommen auch auf die Möglichkeiten zu sprechen, wie der Betroffene lernen kann, mit seinem Tinnitus umzugehen – sodass er nicht von ihm beherrscht wird, sondern ihn unter Kontrolle hält.

Was die Statistik sagt

Bei den Zahlen sind wir auf Daten aus den USA, Großbritannien und Schweden angewiesen, wo man sich früher und intensiver mit dem Problem beschäftigt hat. Da Tinnitus jedoch ein für Industrienationen typisches Krankheitsbild ist, sind Rückschlüsse auf Deutschland erlaubt.

Tinnitus ist ein typisches Krankheitsbild für Industrienationen.

Die Untersuchungen im Ausland ergaben, dass in den Industrienationen rund 35–45 % aller Erwachsenen über 17 Jahren schon einmal ein Ohrgeräusch wahrgenommen haben. Dabei handelte es sich um Ohrgeräusche von unterschiedlicher Lautstärke und Dauer. Bei 15 % der Betroffenen hielt das Geräusch länger als fünf Minuten an. Bei etwa 8 % der Betroffenen traten durch die

Ohrgeräusche Belastungserscheinungen im Alltag sowie Schlafstörungen auf. Bei 0,5 % der Betroffenen führten die Ohrgeräusche zu erheblichen Beeinträchtigungen der Lebensführung. Sie empfanden ihr Ohrgeräusch als so störend, dass sie nicht mehr normal am Alltagsgeschehen teilnehmen konnten. Sie litten unter Konzentrationsschwäche, schweren Schlafstörungen, Angstzuständen oder Depressionen. Bei diesen Personen hat der Tinnitus einen eigenständigen Krankheitswert und ist behandlungsbedürftig.

Frauen leiden häufiger unter Ohrgeräuschen als Männer. Laut einer britischen Studie liegt die Rate der betroffenen Frauen bei 16 %, die der Männer bei 13 %. Wie objektiv dieser Unterschied in Wirklichkeit ist, mag dahingestellt sein – vielleicht befassen sich Frauen nur eingehender mit ihren Befindlichkeitsstörungen als Männer. Andererseits waren es mehr Männer als Frauen, die wegen Tinnitus ärztlichen Rat einholten oder eine Tinnitus-Sprechstunde aufsuchten. Das heißt, dass sich mehr Männer als Frauen durch Ohrgeräusche in ihrer Lebensführung beeinträchtigt fühlten.

Tinnitus tritt meist in der Lebensmitte auf.

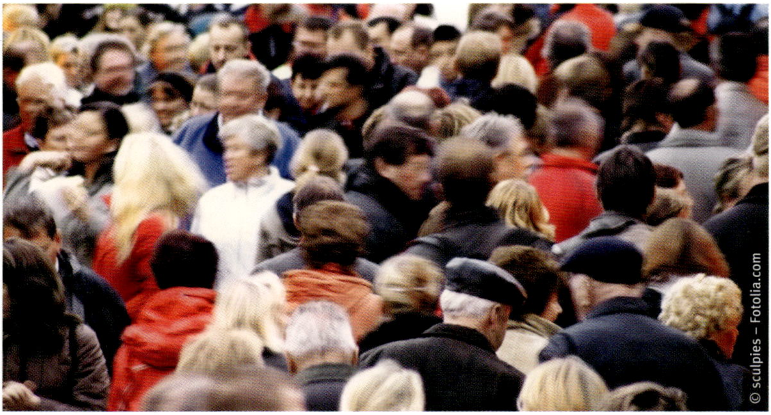

Mindestens jeder dritte Erwachsene hat bereits einmal Ohrgeräusche gehabt.

Tinnitus tritt meist in der Lebensmitte auf. Es ist eine deutliche Häufung der Fälle zwischen dem 45. und dem 55. Lebensjahr zu verzeichnen. In diesem Alter zeigen sich verstärkt die Auswirkungen von beruflichem Stress, familiären Problemen oder einer allgemeinen Midlife-Crisis. Auch schädliche Einflüsse wie Lärm am Arbeitsplatz werden in diesem Alter am deutlichsten wahrgenommen. Klare Aussagen über den sozialen Status der Tinnitus-Kranken gibt es kaum: Es kann jeden treffen.

Statistische Daten hierzu sind mit der gebotenen Vorsicht zu werten. Am häufigsten ist Tinnitus demnach in der Bevölkerungsgruppe der Arbeitslosen, am seltensten in der Gruppe der Selbstständigen. Das aber ist wiederum ohne Bezug zum Bildungsniveau der Betroffenen. Mit anderen Worten: Ein arbeitsloser Lehrer oder Jurist läuft eher Gefahr, an Ohrgeräuschen zu erkranken, als ein selbstständig tätiger Handwerker. Allerdings suchen Betroffene mit höherem Bildungsstand öfter einen Arzt auf. Auch bei dieser Unterteilung liegt die Erkrankungsrate der Frauen höher als die der Männer.

Menschen, die beruflich besonderer Lärmbelastung ausgesetzt sind, erkranken häufiger an Tinnitus. Allerdings muss diese Tatsache in Zusammenhang mit dem Alter gesehen werden: Mit zunehmendem Alter steigt das Risiko. Hat man zusätzlich beruflich mit Lärm zu tun, so verdoppelt sich dieses Risiko.

Tinnitus – nicht auf die Moderne beschränkt

In der Geistes- und Kulturgeschichte finden sich Beispiel bedeutender Persönlichkeiten, die an Tinnitus litten. Martin Luther (1483–1546) erkrankte 43-jährig an heftigem Ohrensausen und Schwindel. Das Ohrensausen sollte ihn bis zum Tod nicht mehr verlassen und ständig quälen. Das beschrieb der große Reformator mit plastischen Worten: „Als brause es mit großer Ungestüm für dem linken Ohr und ganzem linken Backen, wie rauschende Meereswellen, doch noch nicht inwendig des Haupts, sondern auswendig." In einer Tischrede klagte er sinngemäß: „Niemand glaubt mir, wie viel Qual mir der Schwindel, das Klingen und Sausen der Ohren verursacht."

Der Schweizer Philosoph Jean-Jacques Rousseau (1712–1778) erlitt wahrscheinlich im Alter von 52 Jahren einen Hörsturz, gefolgt von quälendem Ohrensausen, das ebenfalls bis zu seinem Tod andauerte. In seiner Autobiographie berichtet er, wie ihn die Krankheit überfiel. Er verspürte plötzlich „ein starkes Ohrenbrausen, sodass es wie ein drei- und vierfacher Lärm war, nämlich ein tiefes, dumpfes Sausen, ein helleres Rauschen wie von fließendem Wasser, ein schrilles Pfeifen ...".

Bei dem Komponisten Ludwig van Beethoven (1770–1827) führte ein schweres Gehörleiden um 1819 zur völligen Taubheit. Schon vor 1800 hatte sich das Leiden bemerkbar gemacht. Es gibt Hinweise, dass bei ihm zeitweilig auch Tinnitus eine Rolle spielte. So klagte er gegenüber einem Freund über seine „Ohren, die sausen und brausen Tag und Nacht fort. Ich kann sagen, ich bringe mein Leben elend zu ...".

Auch Beethoven litt an Tinnitus.

Ein ähnlich tragisches Schicksal hatte der tschechische Komponist Friedrich Smetana (1824–1884), der 1874, auf dem Höhepunkt seiner Schaffenskraft, von Taubheit befallen wurde. Auch er litt an Tinnitus und beschrieb sein Leiden sehr präzise. So berichtet er von einer Probe, bei der er plötzlich bemerkte, „dass ich in einem Ohr die Töne der höheren Oktave anders gestimmt höre als im anderen Ohre und dass es mir zeitweise in den verlegten Ohren zu brausen beginnt, als stünde ich in der Nähe eines starken Wasserfalles". Oder er klagt über „ein Gekreische von Stimmen, das mit einem feinen Zischen beginnt und bis zu einem furchtbaren Geschrei ansteigt, als ob Furien und alle bösen Geister auf mich losfahren würden ...". Ursache seines Tinnitus, der mit Gehörverlust einherging, war eine fortgeschrittene Syphilis, an deren Folgen er in Graz starb.

In dem Streichquartett Nr. 1 e-Moll „Aus meinem Leben" gibt es eine Stelle, wo die zweite Violine, Viola und Violoncello ein düsteres Tremolo in tiefer Lage spielen, während die erste Violine dazu ein viergestrichenes e erklingen lässt. Dieses e wirkt durch seine extrem hohe Lage im Gegensatz zu den anderen Instrumenten quietschend bis pfeifend. Musikexperten meinen, dass Smetana damit seinen eigenen quälenden Tinnitus wiedergab.

Von dem großen spanischen Maler Francisco Goya (1746–1828) ist überliefert, dass er im Alter von 46 Jahren eine mysteriöse Lähmung erlitt und Seh- und Hörstörungen, verbunden mit Tinnitus, bekam. Die Krankheit veränderte Goyas Kunst dramatisch. Er ging dazu über, erschreckende Phantasiebilder zu zeichnen, die er „Los Caprichos" nannte oder „Soplones", was so viel heißt wie „Ohrenbläser".

Wenn wir Tinnitus im weitesten Sinne als Hörstörung betrachten, passen auch Persönlichkeiten unserer Tage ins Bild. Ronald Reagan, US-Präsident von 1980 bis 1988, bekannte sich offen zu seiner Schwerhörigkeit und ermutigte andere Menschen, wie er selbst ein Hörgerät zu tragen. Glaubt man den Medien, so ist der Hörsturz zur Massenplage gestresster Führungskräfte aus Wirtschaft und Politik geworden.

Was ein Hörsturz ist, wurde einer breiteren Öffentlichkeit erst durch die Erkrankung des FDP-Politikers Otto Graf Lambsdorff deutlich. Ein Nachrichtenmagazin fragte im Frühjahr 1994: „Ist das Ohrenklingeln eine Managerkrankheit?" – „Eher ein Lehrersyndrom", meinte auf diese Frage Gerhard Hesse, Leiter der Tinnitus-Klinik im nordhessischen Arolsen unter Hinweis auf den erhöhten Stress dieser Berufsgruppe am Arbeitsplatz. Für Dieter Böhmer von der Universitätsklinik Frankfurt kommen die Patienten mit Tinnitus dagegen aus allen Schichten: „Das reicht vom stark überlasteten selbständigen Steuerberater mit 30 Mitarbeitern und 800 Klienten bis hin zum ruhigen Rentner." Natürlich sind laut Böhmer auch Manager darunter und

Banker, also Menschen mit einer hohen Verantwortung und entsprechender Belastung.

Gibt es *den* Tinnitus-Typ?
Den Tinnitus-Typ gibt es allerdings nicht – es gibt ja auch nicht den Tinnitus als einheitliches Krankheitsbild. Immerhin sind für Böhmer zahlreiche seiner Tinnitus-Patienten „sehr aktive Menschen". Die Deutsche Tinnitus-Liga spricht von vielen Tinnitus-Betroffenen als „Menschen, die an sich und andere hohe Ansprüche stellen".

Ob so unterschiedliche Menschen wie Martin Luther, Beethoven, Goya, Reagan oder Lambsdorff – Hörstörungen und Tinnitus trafen und treffen viele. Oft die Besten. Es gibt keinen Grund, deshalb zu verzweifeln.

Das Krankheitsbild – eine Eingrenzung

Tinnitus tritt überwiegend als ein hochfrequentes Geräusch auf – als ein hoher Ton, der meist den Charakter eines Pfeiftons hat. Tiefe Töne sind weit seltener und werden in der Regel auch als wesentlich weniger störend empfunden. Die hohen Töne werden von den Betroffenen als lauter eingestuft als die tieferen, wenn man nach der subjektiven Beurteilung fragt. Außerdem ist das Phänomen Tinnitus in jeder Hinsicht sehr subjektiv geprägt: Kein Ton gleicht dem anderen, jeder empfindet sein Geräusch anders. Dieser höchst subjektive Charakter der Ohrgeräusche macht eine einheitliche Klassifikation unmöglich. Wie also lässt sich das Krankheitsbild Tinnitus umgrenzen?

Das Phänomen Tinnitus ist sehr subjektiv: Jeder empfindet sein Geräusch anders.

Tinnitus ist keine neue Krankheit. In allen Kulturen war dieses Krankheitsbild bekannt, ob im Europa der Antike oder in der alten indischen

Naturmedizin Ayurveda. Der griechische Arzt Hippokrates, der um 460 v. Chr. geboren wurde, beschäftigte sich mit dem Phänomen des Ohrensausens ebenso wie der in Rom wirkende Claudius Galenus (129–199 n. Chr.).

Die Bezeichnung Tinnitus geht auf das lateinische *tinnitus* zurück, was so viel wie Klingeln oder Geklingel heißt. Sprachen die Mediziner noch im 19. Jahrhundert von „Sausen" oder „Ohrentönen", setzte sich in diesem Jahrhundert mit Tinnitus ein Name durch, der für alle Hörwahrnehmungen steht, die keine erkennbare äußere Ursache haben.

Schon die assyrisch-babylonische Medizin sprach in Keilinschriften vom „Singen der Ohren". Es wurde aber nicht als Erkrankung aufgefasst, sondern als Botschaft von Geistern und Göttern. Vor allem Knaben wurden daher als Medium für Weissagungen geschätzt, glaubten die Menschen doch, durch sie sprächen die Götter. Die Griechen berichteten von der „kosmischen Musik", und dem römischen Kaiser Titus wurde nachgesagt, er habe einen „Wurm in seinem Kopfe".

In der Medizingeschichte taucht das Phänomen Ohrgeräusche durch die Jahrhunderte hindurch immer wieder auf. Avicenna (Ibn Sina), der islamische Arzt und Philosoph (980–1037), beschäftigte sich ebenso damit wie Paracelsus (1493–1541) in seiner „Grossen Wundarztney". Er schrieb über das „gedös der oren" oder „oren sausen".

Als erster versuchte der Anatom Guichard Joseph Duverney (1648–1730) eine wissenschaftliche Einordnung. Die Ursache dieses Phänomens, so nahm er schon 1683 richtig an, liegt entweder im Bereich des Gehirns oder der Ohren. So wurden die unterschiedlichen Arten der Ohrgeräusche in solche unterteilt, die durch eine Erkrankung des Gehirns verursacht worden waren, und in andere, die mit einer Erkrankung der Ohren in Zusammenhang standen. Schon diese erste

Klassifikation unterschied einen echten und einen falschen Tinnitus – dem heutigen objektiven und subjektiven Tinnitus entsprechend.

Die zweite wissenschaftliche Einteilung nach Grapengießer von 1801 basiert auf der Verbindung des Tinnitus mit dem Hörverlust. Es wurden zwei große Kategorien unterschieden: Tinnitus, der mit einer Schwerhörigkeit einhergeht, und Tinnitus ohne Schwerhörigkeit.

Die dritte bedeutende Unterteilung nach Itard, erneut ein Franzose, von 1822 sah den Tinnitus noch komplexer und brachte auch statistische Daten mit ein. Dabei wurde erkannt, dass der Tinnitus ohne Hörverlust seltener auftritt als der mit Hörverlust. Auch die Tatsache, dass Tinnitus sowohl Ursache als auch Folge einer Schwerhörigkeit sein kann, wurde registriert.

1977 wurden die ersten Tinnitus-Masker eingesetzt.

Erst im vergangenen Jahrhundert wurden die Techniken verfügbar, um Tinnitus zu messen. Seit den 1970-er Jahren wird intensiv und mit allen Möglichkeiten der modernen Medizin geforscht. Im Jahr 1977 wurden die Masker (siehe S. 85) in die Therapie eingeführt, seit 1979 finden alle vier Jahre internationale Tinnitus-Kongresse statt; die Forscher tauschen sich weltweit aus. Lange galten die Experten in den USA und Großbritannien als führend; doch mittlerweile treiben auch die Fachleute in Deutschland das Thema auf hohem Niveau voran. Das zeigen die regelmäßigen Tinnitus-Symposien hierzulande und das wachsende Interesse der Ärzte. Nicht zuletzt dank des Engagements der Deutschen Tinnitus-Liga e.V. wird das Krankheitsbild in der jüngsten Zeit auch von den Medien aufgegriffen.

Bis heute gibt es keine einheitliche Klassifikation des Tinnitus. Doch sind uns einige Kriterien bekannt, die in praktischer Hinsicht von großer Bedeutung sind und zu folgenden wichtigen drei Unterteilungen führten.

1. Objektiver und subjektiver Tinnitus

Dies ist die heute gebräuchlichste Unterteilung. Unter objektivem Tinnitus versteht man einen Tinnitus, der durch physikalische Messmethoden nachweisbar ist, den also ein anderer als der Betroffene selbst wahrnehmen kann. Den subjektiven Tinnitus hingegen kann kein Außenstehender erfassen: Niemand anders als der Betroffene selbst kann die Ohrgeräusche hören.

2. Akuter und chronischer Tinnitus

Der akute Tinnitus tritt plötzlich auf. Er kann spontan wieder verschwinden oder in einen chronischen Tinnitus übergehen. Wenn ein akuter Tinnitus länger als drei bis sechs Monate besteht, bezeichnet man ihn als chronisch. Fast jeder von uns hat schon einen solchen akuten Tinnitus erlebt. Es ist das Pfeifen oder Klingeln im Ohr, manchmal begleitet von einem dumpfen Gefühl, das man nach einem Disco- oder Konzertbesuch empfindet oder wenn irgendwo in unserer Nähe ein lauter Knall ertönt, etwa beim Silvesterfeuerwerk, zu Fasching oder am Schießstand auf dem Jahrmarkt. Der chronische Tinnitus kann aus einem akuten hervorgehen oder sich aus einem anderen der vielen möglichen Gründe „einschleichen".

Der chronische Tinnitus kann aus einem akuten hervorgehen.

Er kann also einen schnellen akuten Beginn haben oder einen langsamen, sich allmählich entwickelnden. Er bleibt, wie wir wissen, über lange Zeit hin bestehen, in einer mehr oder weniger konstant ausgeprägten Qualität.

3. Kompensierter und dekompensierter Tinnitus

Dies sind die eigentlichen Formen des chronischen Tinnitus. Die Bezeichnungen „kompensiert" und „dekompensiert" beziehen sich auf die Art, wie der Betroffene seinen Tinnitus verarbeitet. Als kompen-

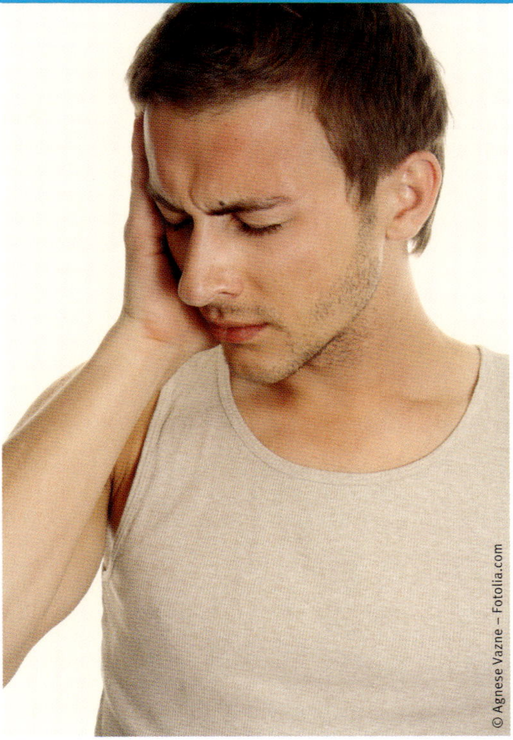

Der sogenannte dekompensierte Tinnitus ist für die Betroffenen äußerst belastend und schränkt sie in ihrer Lebensführung sehr ein.

siert bezeichnen wir den Tinnitus, an den sich der Mensch in gewisser Hinsicht gewöhnt hat: Er hat sich mit der Tatsache abgefunden, unter diesem Ohrgeräusch zu leiden, kommt damit zurecht und fühlt sich nicht mehr bedroht oder stärker in seiner Lebensqualität beeinträchtigt.

Der dekompensierte Tinnitus dagegen belastet den Betroffenen stark, nimmt ihm die Freude am Leben und raubt ihm den Schlaf. Er treibt den Menschen fast zur Verzweiflung, lässt ihn schlimmstenfalls an Selbstmord denken. Der Betroffene wird mit seinem Tinnitus nicht fertig und kann seinen Zustand nicht akzeptieren. Seine Lebensqualität ist in hohem Maße beeinträchtigt.

Der Ton im Ohr macht mich verrückt – Was Tinnitus für den Betroffenen bedeutet

Es ist sehr schwer für einen Nichtbetroffenen nachzuvollziehen, was Tinnitus für den Einzelnen bedeutet. Den Tinnitus gibt es eigentlich nicht, denn jeder hat seinen eigenen persönlichen Ton im Kopf oder in den Ohren. Folgt man den Beschreibungen der Patienten, ist die Palette der Töne und Geräusche schier grenzenlos. Das reicht vom zischenden Wasserkessel bis zur Meeresbrandung, vom Pfeifen der Dampflokomotive bis zum Brummen eines kaputten Kühlschranks, vom Zirpen einer Grille bis hin zum ständig andauernden Pfeifton.

Was ist nun das so Quälende am Tinnitus? Hier die zusammengefassten Ergebnisse von Umfragen aus den USA und Deutschland. Nachfolgend die wichtigsten Kriterien, die den Tinnitus unerträglich machen:

Immer gegenwärtig: Laut US-Studien ist es die Ununterbrochenheit des Tinnitus, die die Betroffenen als am störendsten empfinden. Sie klagen über die ständige Gegenwärtigkeit des Tones, des Geräusches. Es sind rund 87 % der Patienten, die so empfinden.

Die Palette der Töne und Geräusche bei Tinnitus scheint grenzenlos.

Lautstärke: An zweiter Stelle steht die Lautstärke. Darüber klagen 50 % der befragten Patienten. Wenn man die Lautstärke jedoch misst, was durch bestimmte Methoden möglich ist, kann man feststellen, dass der Ton eigentlich überhaupt nicht laut, sondern im Gegenteil ziemlich leise ist. Der Betroffene jedoch, in dessen Kopf der Ton entsteht, empfindet ihn als sehr laut, sogar als unerträglich laut. Über 60 % der Befragten in Deutschland empfinden ihre Ohrgeräusche als sehr stark und sehr belastend.

Hohe Töne: Im Allgemeinen werden hohe Töne als unangenehmer empfunden als tiefere Töne. Ungefähr 30 % der Befragten ordnen ihren Ton oder ihr Rauschen im tieferen Tonbereich ein, 60 % eher im Hochtonbereich. Die Hälfte davon bezeichnet ihr Geräusch als äußerst hoch. 20 % nehmen ein pulsierendes Ohrgeräusch wahr. 40 % der Befragten empfinden ihren eigenen Ton als derart unangenehm, dass sie lieber einen anderen Ton im Kopf hätten. Bei 30 % liegt zusätzlich eine begleitende Schwerhörigkeit vor.

Die Bedrohung: Als sehr störend empfinden es die Kranken, dass der Ton nicht zu kontrollieren ist. Entweder ist er ständig vorhanden oder er kommt und geht – aber man kann ihn weder beeinflussen noch ausschalten.

Hinzu kommt die Ungewissheit: Man weiß nicht, was das für ein Geräusch ist, woher es stammt, was es bedeutet. Man fühlt sich bedroht, ausgeliefert. Und man wird es nicht los. Manche bringen es fertig, das Geräusch eine ganze Zeitlang zu ignorieren, in der Hoffnung, es werde irgendwann vorübergehen. Andere fühlen sich schon vom ersten Augenblick an bedroht. 30 % der Befragten berichten, dass sich ihre Ohrgeräusche allmählich eingeschlichen hätten; am Anfang hätten sie diese überhaupt nicht bemerkt oder ihnen keine Bedeutung beigemessen. Zur Belästigung seien sie erst später geworden. Weitere 30 % empfanden ihre Ohrgeräusche schon von Anfang an als deutlich unangenehm.

Das Tinnitus-Syndrom

Das eigentliche therapeutische Problem ist der dekompensierte chronische Tinnitus, auch komplexer chronischer Tinnitus genannt. Was versteht man darunter?

Das ist ein Tinnitus, der schon längere Zeit (drei bis sechs Monate) besteht, schlecht oder gar nicht auf die angewandten Maßnahmen des Arztes anspricht und den Betroffenen erheblich belastet. Im Laufe der Zeit entwickelt sich dabei ein komplexes, besonders durch Merkmale psychischer Belastung geprägtes Krankheitsbild: das sogenannte Tinnitus-Syndrom. Was geschieht nun beim Einzelnen, der sich durch den Tinnitus belastet fühlt? Was kann der dekompensierte chronische Tinnitus für Folgen nach sich ziehen? Es sind hauptsächlich Folgen psychischer Art.

Der dekompensierte chronische Tinnitus hat hauptsächlich Folgen psychischer Art.

Als Betroffener fühlt man sich zunächst von dem Geräusch als solchem schon sehr belästigt. Dieses Geräusch ist ständig vorhanden, wo Sie auch gehen und stehen und was immer Sie auch tun. Es ist immer präsent. Sie stehen morgens auf – und es ist da. Sie gehen zur Arbeit – es ist da. Es begleitet Sie überall hin.

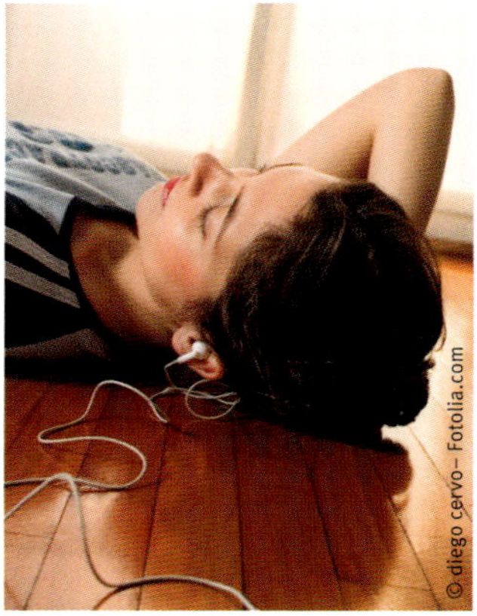

Selbst das Musikhören über Kopfhörer kann die Ohrgeräusche nicht immer übertönen.

Wenn Sie nach der Arbeit nach Hause kommen und erst mal etwas ausruhen wollen und den Feierabend genießen, ist es immer noch da. Wie kann man dann noch ungestört reden und zuhören, wenn einem ständig etwas in den Ohren sitzt? Da macht kein Gespräch in noch so netter Runde oder im Kreis der Familie mehr Spaß. Beim Hören von Musik ist dieses Geräusch da und beim Fernsehen auch. Und nachts, wo jeder seine Ruhe braucht, raubt Ihnen dieses Geräusch den Schlaf.

Sie können vor dem Geräusch nirgendwohin flüchten. Es gibt keine Möglichkeit zu entkommen. Sie fühlen sich ausgeliefert – und allein. Denn kein anderer Mensch kann das nachempfinden oder verstehen. Kein anderer glaubt überhaupt so recht, dass es so etwas wirklich gibt. Keiner versteht, wie Sie sich tatsächlich fühlen. Keiner kann den Ton hören, der Ihnen in den Ohren sitzt, und daher begreifen, wie unangenehm und belastend er wirklich ist. Manchmal wird man sogar ausgelacht, für leicht verrückt erklärt: „Du hast wohl einen kleinen Mann im Ohr!" Das Misstrauen gegenüber der Umgebung wächst. Und hinzu kommt noch die Angst, eine undefinierbare Angst vor dem Ungewissen.

Tinnitus ist für Außenstehende schwer nachzuvollziehen.

Und wenn Sie dann zum Arzt gehen, hören Sie womöglich, da könne man eben nichts tun und müsse damit leben. Dann fühlen Sie sich noch schlechter, noch unverstandener, noch mehr alleingelassen. Mehr und mehr ziehen Sie sich in sich selbst zurück. Was soll man denn tun? Es wird ja doch nicht besser. Alles hat keinen Sinn mehr. Man geht in sich, grübelt über alles Mögliche. Abgründe tun sich im Inneren auf. Nicht einmal schlafen kann man mehr. Von Tag zu Tag wächst die Verzweiflung, von Tag zu Tag geht es schlechter.

Mit der Familie kann man nicht reden. Die Familienmitglieder leben ihr Leben weiter und wissen nicht, was in Ihnen vorgeht. Die Kollegen am Arbeitsplatz kümmern sich auch nicht darum, wie es Ihnen tatsächlich geht. Und außerdem – es hat ja doch keinen Sinn, den Leuten davon zu erzählen. Die verstehen das ja nicht. Es gibt keine Lösung. Dies ist der typische Teufelskreis einer Depression. Von den Patienten, die sich wegen ihrer Tinnitus-Beschwerden in stationäre

Behandlung begeben, leiden rund 85 % an solchen depressiven Störungen. Der Höhepunkt dieser Depression ist der Gedanke an Selbstmord.

Die Rolle der Psyche

Welche Rolle spielt die Seele bei der Entstehung von Tinnitus? Ist ein bestimmter Typ Mensch dazu verurteilt, unter Tinnitus zu leiden? Entwickelt jeder an Tinnitus Erkrankte ein Tinnitus-Syndrom? Nicht jeder, der Ohrgeräusche hat, fällt automatisch in das schwarze Loch der Depression. Vieles hängt von der Persönlichkeitsstruktur des Einzelnen ab. Diese wiederum ist von Faktoren geprägt wie unserem Erbgut, der Entwicklung in der Kindheit und dem sozialen Umfeld. Bei vielen Tinnitus-Patienten aber fällt auf, dass es einen engen Zusammenhang zwischen dem Krankheitsbild und der Psyche und hier vor allem dem Faktor Stress gibt.

Stressbewältigung, wie geht das?

Die Regenerationsfähigkeit unseres Körpers als Ausdruck der Funktionstüchtigkeit unseres Immunsystems wird stark durch den Zustand unserer Psyche beeinflusst. Woran erkennen wir das gesunde Funktionieren unseres Immunsystems? Unter anderem an der Fähigkeit, optimal auf die ständig wechselnden Anforderungen jeglicher Art zu reagieren, voll belastbar zu sein. Entscheidend ist also eine gute Stressbewältigung, wobei wir unter Stress eben die verschiedenen, permanent wechselnden Anforderungen und Reize verstehen, denen wir tagtäglich ausgesetzt sind.

Unsere Stressfaktoren reichen vom Aufstehen, der Umstellung des Kreislaufs auf das Wachsein, der Hektik auf dem Weg zur Arbeit über die Verdauung bis hin zum Ertragen von Lärm. Wir verarbeiten die Freude über den gelungenen Geschäftsabschluss ebenso wie den Krach mit dem Partner, das Babygeschrei oder die lauten Nachbarn.

Und meist gelingt es uns, die tägliche Invasion von Krankheitserregern abzuwehren.

Stress ist lebenswichtig

Jeder Mensch hat seine eigene Art, mit dem, was wir als Stress bezeichnen, umzugehen. Jeder Mensch hat auch seine eigene Art, den Stress „Krankheit“ zu bewältigen: Haben Sie schon bemerkt, dass Sie viel seltener krank sind, wenn es Ihnen so rundherum gut geht? Beispielsweise wenn Sie frisch verliebt sind oder einen neuen Job angetreten haben, der Ihnen so richtig Spaß macht? Der Körper wird eigentlich nur krank, wenn die Seele es zulässt.

Jeder Mensch geht anders mit Stress um.

Stress ist lebensnotwendig! Der Begriff Stress hat für uns fast immer einen negativen Beiklang, wenn wir ihn im Alltag verwenden. „Ich fühle mich gestresst“ heißt so viel wie „ich fühle mich belastet“ oder gar „überfordert“. Dabei ist ein Leben ohne Stress unmöglich.

Was ist Stress überhaupt? Die Definition des Begriffes hat sich im Laufe der Jahre gewandelt. Ursprünglich stammt er aus der Industrie und bedeutet dort so viel wie Anspannung oder Belastung bei der Prüfung von verschiedenen Materialien. In den medizinisch-biologischen Bereich wurde er erstmals 1950 von Hans Selye, einem Arzt und Biologen, eingeführt. In der Stressforschung, die er begründete, werden Reaktionen von Lebewesen auf Stress untersucht. Stress wird dabei als jegliche an den Organismus gerichtete Anforderung definiert, die eine Anpassung erfordert. Unterschiedliche Stressfaktoren bewirken folglich auch unterschiedliche Anpassungsreaktionen.

Es gibt sowohl angenehme als auch unangenehme Stressfaktoren. Negative wie positive Ereignisse bewirken Stress. Trauer ist genauso Stress wie Freude. Wir unterscheiden heute den positiven Stress, den sogenannten Eustress, vom negativen Stress, dem sogenannten

Distress. Beide stellen eine Anforderung an den Körper. Auf beide muss der Körper mit Anpassung reagieren. Was geht in uns vor, wenn wir diesen Anforderungen ausgesetzt werden?

Die Vorgänge, die im menschlichen Körper bei einer Stresssituation in Gang kommen, werden als Stressmechanismus bezeichnet. Dieser läuft automatisch, reflektorisch ab, unterliegt also nicht unserer willentlichen Steuerung. Geregelt wird er vom unbewussten vegetativen Nervensystem. Dieses besteht aus zwei Nervengeflechten, dem Sympathikus und dem Parasympathikus, auch Vagus genannt. Diese beiden Nervengeflechte sind gewissermaßen Gegenspieler und sollten im Idealfall, bei einem völlig gesunden Menschen, im Gleichgewicht stehen.

Der Stressmechanismus im Körper läuft unwillkürlich ab.

Über das vegetative Nervensystem werden lebenswichtige Funktionen gesteuert. Reaktionen auf Stress sind ebenfalls lebenswichtig, denn ohne sie könnten wir nicht überleben. Sie versetzen den Körper in erhöhte Leistungsbereitschaft, mobilisieren Kraftreserven und machen uns damit bereit für den „Lebenskampf“.

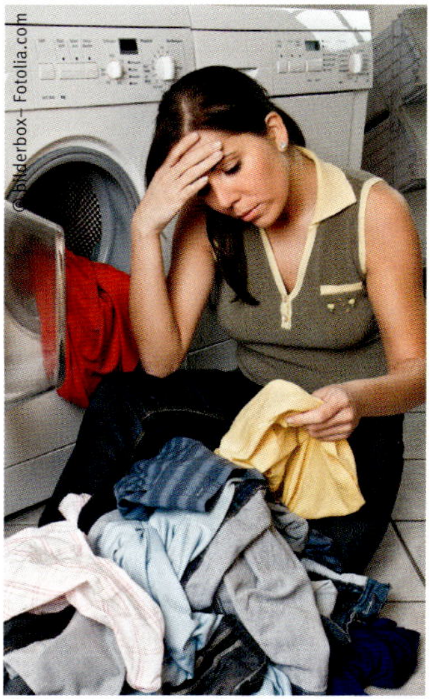

Diese Vorgänge sind seit Urzeiten die gleichen geblieben. Unseren Urahnen halfen sie tatsächlich zu überleben: in

Die Mehrfachbelastung etwa von Berufstätigkeit, Kindererziehung und Haushaltsführung macht vielen Frauen zu schaffen – sie reagieren mit Stresssymptomatiken.

der Wildnis, im Kampf gegen Feinde und wilde Tiere. Heute dienen sie uns dazu, auf der Fahrt ins Büro im Verkehrsstau die Nerven zu behalten, den Chef zu ertragen und den Doppel- und Dreifachbelastungen des Alltags durch Beruf, Familie und Freizeit standzuhalten.

Der vegetative Dreitakt

Der Stressforscher Siedeck hat diese unbewusst gesteuerten Vorgänge als „vegetativen Dreitakt“ bezeichnet, weil sie aus drei typisch ablaufenden Phasen bestehen.

- **Erste Phase:** Die erste Phase bezeichnen wir als Vorphase. Dies ist die Erwartungsphase vor der eigentlichen Reaktion auf den Stress. In dieser Zeit wird die Energie bereitgestellt, um auf den Stress zu reagieren. Diese Phase kann entweder kurz oder länger sein – es sind die ersten Sekunden oder Sekundenbruchteile nach dem plötzlichen Schreck, das Innehalten des Körpers, das Atemholen vor dem Schrei oder aber die etwas längere Anspannung in Erwartung eines unangenehmen Ereignisses, zum Beispiel eines Gerichtstermins, die Zeit, wo die Ahnung aufkommt, dass uns nichts Gutes bevorsteht. Die Vorgänge, die sich dabei abspielen, werden vom Parasympathikus gelenkt, der insgesamt eine beruhigende Wirkung auf den Stoffwechsel und den Kreislauf hat. Er ist zum Beispiel dafür verantwortlich, dass sich unsere vitalen Funktionen nachts beruhigen, während sein Gegenspieler, der Sympathikus, sie am Tage erneut zur Aktivität erweckt.

- **Zweite Phase:** Der Vorphase folgt die Alarmphase, die eigentliche Reaktion auf den Stressor, den stressauslösenden Faktor. Dies ist die Phase der Erregung, des Anstiegs der Aktivität. Sie wird vom Sympathikus beherrscht, der für eine schlagartige Ausschüttung der Hormone Adrenalin und Noradrenalin aus dem Mark der Nebenniere sorgt. Der Kreislauf wird aktiviert, der Puls rast, der Blutdruck steigt. Die Anspannung der Muskulatur erhöht sich, da durch die Veränderung der hormonellen Situation auch Fett- und Zuckerreserven mobilisiert werden. Weiterhin wird über die Hypophyse, die Hirnanhangsdrüse, noch ein Hormon der Nebenniere aktiviert – das Hydrokortison. Der Körper ist nun bereit für die Flucht oder den Kampf. Alle anderen Körperfunktionen, die nicht der unmittelbaren lebenswichtigen Erhaltung dienen, sind ausgeschaltet: die Verdauung ist lahmgelegt, die Sexualfunktionen sind eingestellt.

In der zweiten Phase ist der Körper bereit für die Flucht oder den Kampf.

- **Dritte Phase:** Als dritte Phase folgt die Phase der Erholung. Die übersteigerten Funktionen kehren allmählich auf das normale Niveau zurück. Der Kreislauf beruhigt sich, der Pulsschlag wird wieder langsamer, der Blutdruck sinkt.

Die aktive Abwehr des Körpers

Die sinnvoll aufeinander abgestimmten Mechanismen, die der Körper beim Kampf ums Überleben einsetzen kann, laufen unbewusst – also reflektorisch – ab. Sie dienen dem grundsätzlichen Zweck der Lebenserhaltung und fordern vom Körper die schon erwähnte Entscheidung Kampf oder Flucht. Beides ist auf jeden Fall mit Aktivität verbunden.

In welcher Form ist uns heute im Alltag die Möglichkeit gegeben, „aktiv" zu werden, wenn wir Stress ausgesetzt sind? Wie können wir fliehen? Wie können wir kämpfen? Wie können wir die in uns mobilisierte Aktivität abreagieren? Wir stehen im Stau – die Aktivität in unserem Körper steigt, die Anspannung wächst –, aber wohin können wir fliehen? Sollen wir aussteigen und davonlaufen? Wie können wir kämpfen? Indem wir die anderen Autofahrer mit Ausdrücken aus dem Tierreich beehren? Ist das die angemessene Art, um die in uns auf ganz natürliche Weise aktivierte Energie abzubauen?

Blockierte Energie

Energie, die nicht abgebaut wird, bleibt in unserem Körper als blockierte Energie stecken – wie eine tickende Zeitbombe, die nur darauf wartet, zu explodieren. Laut Stresstheorie verfügt jeder Mensch über ein bestimmtes Quantum an sogenannter Adaptationsenergie, die ihm dabei hilft, Stress zu bewältigen. Diese Reserven werden im Laufe des Lebens allmählich erschöpft. Um neue Reserven aufzubauen, braucht der Körper Ruhe und Erholung. Erinnern wir uns an den Ablauf der Stressreaktion – die letzte der drei Phasen war die Phase der Erholung.

Wenn man nun übermäßigem Stress ausgesetzt ist, überwiegen die beiden ersten Phasen, und die dritte Phase kommt zu kurz. Die Folge ist, dass die energetischen Reserven des Körpers immer mehr abgebaut werden und der Körper nicht die Zeit hat, um neue zu schaffen. Allmählich kommt unser Körper aus dem Gleichgewicht. Die Folge sind Verschleißerscheinungen – das rasche Voranschreiten des Alterungsprozesses. Im Körper entstehen sogenannte chemische Narben, die für das Altern des Organismus verantwortlich sind. Nun reagiert nicht jeder Körper gleichermaßen auf Stress. Außerdem gibt es auch noch den positiven Stress, nämlich wenn wir uns für etwas anstrengen, was uns Freude bereitet. Bei dieser Art von Stress werden sicherlich sehr wenige chemische Narben entstehen.

Wenn man übermäßigem Stress ausgesetzt ist, kommt der Körper aus dem Gleichgewicht.

Aber was hat das alles mit unserem eigentlichen Thema, mit dem Tinnitus, zu tun? Sehr viel!

Stress oder Tinnitus – was war zuerst da?

Wie bereits erwähnt, treten Ohrgeräusche häufig erstmals in besonders stressgeladenen Lebensperioden auf. Also in Zeiten großer Belastung, wo der Körper durch sehr viele Ereignisse, denen er sich anzupassen hat, überfordert wird. Die Adaptationsenergie wird rasch aufgebraucht, da es zu wenige Ruhepausen gibt. Liegt da nicht die Vermutung nahe, dass die durch eine Überdosis Stress entstehenden chemischen Narben im Bereich des Innenohrs den Tinnitus herbeiführen?

Ist das Ohrgeräusch erst mal da, stellt es selbst einen neuen Stressor dar. Wir fühlen uns nun durch das Geräusch zusätzlich gestresst, und zwar ganz erheblich. Erinnern wir uns an den Teufelskreis der Depression: Wie sollen wir uns an etwas anpassen, da doch die dazu nötige Energie schon aufgebraucht ist? Durch die wachsende psychische Belastung werden an den Körper, der eigentlich dringend Ruhe braucht, neue Anforderungen gestellt. Kein Wunder, dass der Tinnitus dadurch noch verstärkt und aufrechterhalten wird. Stress kann also sowohl Ursache als auch Folge von Tinnitus sein.

Stress kann sowohl Ursache als auch Folge von Tinnitus sein.

Die „Tinnitus-Persönlichkeit“

Gibt es einen bestimmten Typ Mensch, der zu Tinnitus neigt? Das ist die oft gestellte Frage nach der sogenannten Tinnitus-Persönlichkeit. Tatsächlich haben Umfragen unter Tinnitus-Patienten ergeben, dass sie eine Tendenz aufweisen, überempfindlich zu reagieren. Auch wenn man es einer ganzen Reihe von Menschen nicht zutrauen würde, so empfindsam zu sein – unter einer harten Schale steckt oft ein weicher Kern.

Überempfindlich heißt nicht, dass sie wegen jeder Kleinigkeit sofort in Panik geraten oder aus der Haut fahren. Aber sie reagieren sensibler auf ihre Umwelt als viele ihrer Mitmenschen. Sie sind empfänglicher für Reize aus ihrer Umgebung, und diese Reize hinterlassen bei ihnen stärkere Eindrücke als bei anderen. Das ist auch etwas sehr Positives, denn wie viele Menschen nehmen gar nicht mehr wahr, was um sie herum geschieht?

Außerdem neigen viele Tinnitus-Patienten zum Grübeln: über Gott und die Welt, über sich selbst, über Ursachen und Wirkungen ihres eigenen Verhaltens. Sie sind eher dazu geneigt, die Schuld für gewisse Vorkommnisse auf sich zu nehmen. Sie fühlen sich in vielerlei Hinsicht verpflichtet. Sie tendieren dazu, sich selbst für vieles verantwortlich zu fühlen, obwohl es objektiv gar keinen Grund dafür gibt, und darunter zu leiden.

Viele Tinnitus-Patienten neigen zum Grübeln.

„Ich will kürzertreten!“

Ich habe seit etwa sieben Monaten Tinnitus. Gerauscht hat es schon immer etwas in meinen Ohren. Auch war ich seit jeher recht lärmempfindlich. Wenn zwei Leute um mich herumstanden und beide redeten, war mir das schon zu viel. Ich stehe beruflich voll im Stress und fühle mich ziemlich belastet. Nicht so sehr durch die Arbeit mit den Schülern, sondern mehr durch das Drumherum.

Vor einigen Monaten bekam ich auf dem Tennisplatz ganz plötzlich einen Hörsturz. Im Ohr war alles wie Watte, und ich hörte fast nichts mehr. Außerdem empfand ich ein starkes Rauschen. Als ich meinen Arzt konsultierte, sagte er gleich, dass es sich um einen Hörsturz handele. Er schickte mich in eine Klinik, wo ich über zwei Wochen lang Infusionen erhielt. Das Gehör wurde besser, das Rauschen nicht. Danach sagte man mir in der Klinik und beim Hausarzt, mehr könne man nicht tun.

Vor kurzer Zeit gab mir meine Freundin einen Zeitungsartikel, in dem über die Behandlung von Tinnitus in der Sauerstoffkammer berichtet wurde. So versuchte ich diese Therapie. Ich habe jetzt erst vier Sitzungen in der Kammer hinter mir, aber es geht mir zusehends besser. Ich habe auch über mich und mein Leben nachgedacht und meine, dass ich etwas kürzertreten sollte. Ich habe mich vor einigen Monaten vom Schuldienst suspendieren lassen und habe vor, mir eine neue Tätigkeit zu suchen.

Bettina F., 45, ehemalige Lehrerin in Wiesbaden

Daraus kann eine übermäßige Aktivität und Fürsorge für andere entstehen, im privaten wie auch beruflichen Bereich. Das betrifft den Topmanager, der nicht delegieren kann, sich in Details aufreibt und immer der erste sein will, oder den normalen Angestellten, der allein die Familie ernährt, sich zusätzliche Jobs aufhalst und sich noch zu Hause engagiert, obwohl ihn das alles zusammen hoffnungslos überfordert. Überfordert kann auch eine junge Mutter sein, die trotz aller Liebe mit ihren Kleinen nicht mehr zurechtkommt. Umgekehrt kann das Gefühl der Nutzlosigkeit und Leere aufkommen, wenn die Kinder aus dem Haus sind. Oder beim Rentner, den niemand mehr braucht und an den eben keine Anforderungen mehr gestellt werden.

Prüfen Sie, ob Sie Stress gut verarbeiten können.

Erkennen Sie sich wieder? Angewandt auf unsere Stresstheorie kann man sagen, Sie haben keine gesunde Art, den Stress zu verarbeiten. Oder Sie schaffen sich nicht genügend positiven Stress, um den negativen auszugleichen. Hinzu kommt noch eine ganze Reihe anderer Stressoren – von außerhalb, die nichts mit der Psyche zu tun haben. Diese finden vor allem bei einer solchen psychischen Grundveranlagung einen nahrhaften Boden, um ihre chemischen Narben zu hinterlassen. Diese anderen Stressfaktoren sind Lärm, Medikamente, Exzesse beim Konsum von Genussmitteln wie Kaffee, Alkohol, Zigaretten, dazu Bewegungsmangel, Stoffwechselstörungen, die sich eingeschlichen haben, und andere Erkrankungen. Im Zusammenhang mit jedem dieser Faktoren können Ohrgeräusche auftreten.

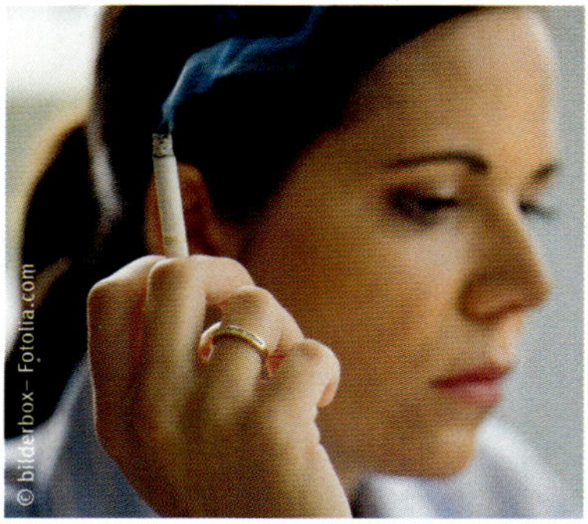

Anstatt zu entspannen, bedeutet Rauchen für den Körper weiteren Stress.

Woher kommt das Sausen? – Tinnitus ist unkalkulierbar

Tinnitus ist in keiner Weise berechenbar. Man kann weder seinen Anfang voraussagen noch seine Entwicklung oder sein Ende absehen. Dieses Kapitel befasst sich mit der Entstehung von Ohrgeräuschen sowie mit Krankheitsbildern, die mit Ohrgeräuschen einhergehen können. Ein Schwerpunkt am Ende dieses Kapitels ist der Faktor Lärm, dem eine besondere Bedeutung bei der Entstehung von Ohrgeräuschen zukommt.

Da Tinnitus ein sehr subjektiv geprägtes Phänomen ist, fällt es schwer, allgemeingültige Grundsätze im Hinblick auf seine Ursachen zu formulieren. Die Forschung weiß, dass es Krankheiten gibt, die mit dem Auftreten von Ohrgeräuschen in ursächlicher Verbindung stehen; andererseits kennt man auch solche, bei denen Tinnitus nur als Begleitsymptom vorkommt. Ohrgeräusche stellen für sich kein eigenständiges Krankheitsbild dar. Sie sind lediglich ein Zeichen dafür, dass die Funktion des Gehörsystems in irgendeiner Weise gestört ist.

Ohrgeräusche stellen kein eigenständiges Krankheitsbild dar, sondern sind nur ein Zeichen dafür, dass die Funktion des Gehörsystems gestört ist.

Was ist eigentlich Hören?

Hören ist ein raffinierter physiologischer Vorgang – ein Prozess der bewussten Wahrnehmung von Geräuschen. So werden in unserem Gehirn im Laufe unseres Lebens verschiedene Höreindrücke gespeichert. Deshalb sind wir auch in der Lage, einen Laut, den wir hören, wiederzuerkennen. Mit bestimmten Lauten verbinden wir deshalb auch Gefühle. „Das Ohr ist die Straße zum Herzen", sagte Voltaire. Wir erkennen nur solche Geräusche, die wir schon einmal gehört haben oder die solchen Geräuschen ähnlich sind. Tinnitus ist ein uns unbekanntes Geräusch, daher löst es solches Unbehagen aus.

Tinnitus ist ein uns unbekanntes Geräusch, daher löst es solches Unbehagen aus.

Wir wollen uns vor Augen führen, wie unser Hörorgan überhaupt aussieht und funktioniert. Dieser Ausflug lohnt sich, denn bei den verschiedenen Ursachen für Tinnitus werden immer wieder Details aus diesem Bereich auftauchen.

Unser Hörsystem

Die funktionelle Einheit des Hörsystems bilden das äußere Ohr, das Mittelohr und das Innenohr. Was man vom Hörsystem sehen kann, ist die Ohrmuschel. Sie dient als eine Art Trichter dazu, die Schallwellen aufzufangen. Die Ohrmuschel mündet in den äußeren Gehörgang, dessen Öffnung wir ebenfalls sehen können. Die Ohrmuschel und der äußere Gehörgang bilden das äußere Ohr. Der äußere Gehörgang führt in den knöchernen Teil des Schädels hinein. Er ist mit Haut ausgekleidet, in der sich zahlreiche kleine Drüsen (eine Art Schweißdrüsen) befinden, die das Ohrenschmalz (Cerumen) absondern. Dieses hat den Zweck, gemeinsam mit den ebenfalls im Gehörgang vorhandenen Reusenhaaren, das Ohr vor Verunreinigung durch einfallende Staubteilchen, Insekten oder andere Fremdkörper zu schützen.

Der Gehörgang eines Erwachsenen ist etwa 2,5–3,5 cm lang. An seinem inneren Ende schließt sich das Trommelfell an. Diese elastische Membran bildet die Grenze zwischen dem äußeren Ohr und dem Mittelohr und hat einen Durchmesser von ca. 1 cm. Bei einer Ohrspiegelung schimmert es perlgrau. In der Mitte hat es eine Einbuchtung, da es an seiner inneren, dem Mittelohr zugekehrten Seite mit einem Gehörknöchelchen (dem Hammer) verwachsen ist. Das Trommelfell leitet die ihm durch die Ohrmuschel und den äußeren Gehörgang zugeführten Schallwellen an das Mittelohr weiter. Außerdem stellt es auch einen mechanischen Schutz gegen Fremdkörper dar, die in den Gehörgang gelangen.

Das Mittelohr, auch Paukenhöhle genannt, ist ein knöchern begrenzter Hohlraum. Es ist etwa 2–5 mm breit und 7–15 mm hoch. Darin befinden sich drei Gehörknöchelchen, die aufgrund ihrer Form Hammer, Amboss und Steigbügel genannt werden. Sie sind durch zwei Gelenke miteinander verbunden und bilden, durch Muskeln fixiert, eine Art Kette. Der Stiel des Hammers ist, wie schon erwähnt, mit dem Trommelfell verwachsen. Die Platte des Steigbügels, des letzten Gehörknöchelchens in der Reihe, ist in das sogenannte ovale Fenster eingelagert, das den Eingang zum Innenohr bildet. Das Mittelohr ist über die Eustachische Röhre oder Ohrtrompete mit dem oberen Teil des Rachens verbunden. Über sie erfolgt der Druckausgleich zwischen dem Mittelohr und dem Nasen-Rachen-Raum.

Das Trommelfell leitet die durch die Ohrmuschel und den Gehörgang zugeführten Schallwellen an das Mittelohr weiter.

Das Innenohr oder Labyrinth ist das eigentliche Ohr. Hier befindet sich neben dem Hörorgan auch das Gleichgewichtsorgan. Das Hörorgan hat die Form einer Schnecke, die beim Menschen zweieinhalb Windungen hat. Im Schneckengang befindet sich das Corti-Organ, das auf einer feinen Membran (der Basilarmembran) aufsitzt, die quer durch den Schneckengang gespannt ist. Das Corti-Organ setzt sich aus ca. 25 000 sehr feinen Haarzellen, eine Art Sinneszellen, zusammen, die das eigentliche Hörorgan bilden.

Das Corti-Organ bildet mit seinen 25 000 Haarzellen das eigentliche Hörorgan.

Der Schneckengang enthält die Endolymphe. Oberhalb und unterhalb des Schneckengangs liegen die sogenannten perilymphatischen Räume – die Vorhoftreppe und die Paukentreppe. In ihnen befindet sich Perilymphe. Wie die Endolymphe ist sie eine gallertartige Flüssigkeit.

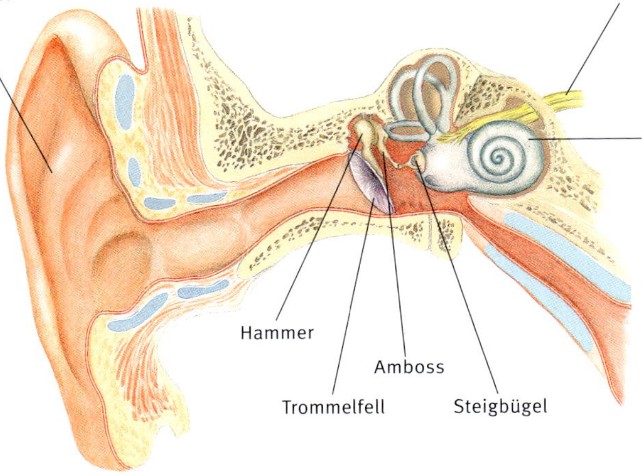

Die Ohrmuschel sammelt den Schall und leitet ihn zum Trommelfell weiter. Von dort wird er durch drei Knöchelchen (Hammer, Amboss und Steigbügel) auf die Schnecke übertragen. Der Hörnerv führt die elektrischen Impulse dem Gehirn zu.

Die vom Ohr aufgefangenen Schallwellen werden über das Trommelfell auf die drei Gehörknöchelchen im Mittelohr übertragen. Das letzte in dieser Reihe, der Steigbügel, ist mit seiner Platte im ovalen Fenster eingelagert, das den Eingang zur Innenohrschnecke bildet. Durch die Übertragung der Schallwellen werden in der lymphatischen Flüssigkeit im Inneren der Schnecke Druckwellen erzeugt, die wiederum die Härchen der Sinneszellen des Corti-Organs erregen. Diese senden dadurch Nervenimpulse aus, die über den Hör- und Gleichgewichtsnerv an das Gehirn weitergeleitet werden.

Die unterschiedlichen Töne, die wir hören, sind verschiedenen Sinneszellen zugeordnet. Der Eindruck eines Klanges oder Geräusches entsteht durch die zusammengesetzten Impulse, die durch die Erregung Hunderter verschiedener Sinneszellen ausgelöst, an das Gehirn weitergeleitet und dort erkannt werden.

Die unterschiedlichen Töne, die wir hören, sind verschiedenen Sinneszellen zugeordnet.

Objektiver Tinnitus und seine Ursachen

Wie entstehen nun Ohrgeräusche, und wodurch werden sie verursacht? Erinnern wir uns an die Unterteilung in objektiven und subjektiven Tinnitus. Objektiver Tinnitus ist nachweisbar, da ihm definierbare, objektiv nachvollziehbare physikalische Phänomene zugrunde liegen. Auch eine außenstehende Person kann diese Ohrgeräusche durch Messgeräte wahrnehmen. Wo liegt die Ursache objektiver Ohrgeräusche, und welche Vorgänge im Körper können solche Geräusche auslösen?

Gefäßbedingte Störungen

Da sind zunächst die vaskulären, also gefäßbedingten Ursachen. Normalerweise hören wir nicht, wie unser Blut durch die Adern fließt, es sei denn, wir befinden uns in einem absolut ruhigen Raum und stehen unter innerer Anspannung oder haben uns unmittelbar zuvor körperlicher Belastung ausgesetzt. Dies sind Situationen, in denen unsere Herztätigkeit und unser Kreislauf verstärkt beansprucht werden: Die Herzleistung wird erhöht, das Blut wird in schnelleren Stößen in das Gefäßsystem gepumpt. Dabei verstärken sich die Strömungsgeräusche des Blutes, die wir dann als Pochen oder Pulsieren wahrnehmen können. Wenn sich die Kreislauftätigkeit wieder beruhigt hat, verschwinden diese Erscheinungen von selbst.

Wenn aber unter normalen Umständen, also wenn man keiner erhöhten Belastung irgendwelcher Art ausgesetzt ist, solche pulsierenden, klopfenden Geräusche zu hören sind, dann deutet das auf eine Erkrankung. Es ist ein Zeichen dafür, dass das Blut nicht ungehindert durch die Gefäße fließen kann.

In erster Linie resultiert dies aus Verengungen der Blutgefäße. Diese können im Inneren der Gefäße entstehen, nämlich durch arteriosklerotische Ablagerungen oder krankhafte Auswölbungen der Gefäßinnenwände, oder aber durch äußeren Druck, am häufigsten verursacht durch eine Geschwulst der umliegenden Strukturen. Dabei drückt das unkontrolliert wachsende Gewebe von außen auf das Gefäß und verengt so dessen Lumen (Innenraum). Wenn das Lumen eingeengt ist, entstehen beim Fließen des Blutes, das ja immer noch in gleicher Menge das Gefäß passieren muss, um die entsprechenden Gewebe zu versorgen, Turbulenzen. Diese sind vergleichbar mit den Stromschnellen eines Flusses, die ja auch an verengten Stellen entstehen und rauschen. Solche Veränderungen im Bereich der Gefäße, die das Ohr versorgen, verursachen Ohrgeräusche. Diese haben in den meisten Fällen einen klopfenden Charakter und sind synchron mit dem Herzschlag.

Wenn Sie unter normalen Umständen pulsierende, klopfende Geräusche hören, deutet das auf eine Erkrankung.

Macht man ein paar Kniebeugen, so beschleunigt sich der Herzschlag und damit auch der Tinnitus. Diese Ohrgeräusche kann Ihr Arzt mit seinem Stethoskop als Rauschen wahrnehmen, wenn er z. B. Ihre Halsschlagader abhört oder Ihre Schädeldecke, je nachdem wo sich eine solche Verengung, fachlich ausgedrückt Stenose, befindet. Die Adern, die das Ohr versorgen, verlaufen nämlich zum einen Teil innerhalb und zum anderen Teil außerhalb des Ohres.

Auch zu hoher Blutdruck und ein Herzfehler können zu solchen objektiven Ohrgeräuschen führen, die einen strömungsartigen Charakter haben. Im weitesten Sinne gehören zu den gefäßbedingten

Ursachen auch diejenigen, die zu veränderten Fließeigenschaften des Blutes führen – zum Beispiel ein Zuviel oder Zuwenig an roten Blutkörperchen.

In den meisten Fällen ist das Hörvermögen bei objektiven Ohrgeräuschen nicht beeinträchtigt. Was aber gestört sein kann, ist das Sprachverständnis bei der zwischenmenschlichen Kommunikation, da das Rauschen, das wellenartig stärker wird, vereinzelte Silben übertönen kann, sodass diese dann nicht verstanden werden.

Diese gefäßbedingten Störungen sind verhältnismäßig selten. Sie können schleichend beginnen oder sich auch ganz plötzlich einstellen. Auf jeden Fall bedürfen sie einer sehr genauen abklärenden Diagnostik, da ihre Ursachen nicht ganz ungefährlich sind. Objektive Ohrgeräusche haben einen hohen objektiven Krankheitswert. Sie sind also immer sehr ernst zu nehmen.

Gefäßbedingte Störungen sind verhältnismäßig selten.

Wenn Sie ein pulsierendes Ohrgeräusch feststellen, lassen Sie sich bitte auf keinen Fall nur rein symptomatisch behandeln, bevor Sie nicht sehr gründlich und fachkundig untersucht worden sind! Bei Gefäßanomalien ist in der Regel ein chirurgischer Eingriff nötig, um das betreffende verengte Gefäß wieder völlig durchgängig und somit auch voll funktionstüchtig zu machen.

Pulsierende Ohrgeräusche

Als relativ harmlose Untergruppe sind noch pulsierende Ohrgeräusche zu erwähnen, die eine Mittelohrentzündung begleiten. Bei einer akuten Mittelohrentzündung gelangen Bakterien oder Viren aus dem Nasen-Rachen-Raum im Laufe einer Erkältungskrankheit ins Mittelohr. Dabei treten neben dem pulsierenden oder klopfenden Ohrgeräusch und einer dumpfen Hörminderung noch die typischen

Anzeichen einer Mittelohrentzündung auf. Diese kann schon der HNO-Arzt mit relativ wenig Aufwand feststellen.

Die Therapie ist weniger invasiv, also in den Körper eingreifend, als bei den zuvor genannten Ursachen. Je nach Beschwerdegrad reicht in den meisten Fällen die Einnahme von Antibiotika, verbunden mit der Anwendung von Ohrentropfen – das entscheidet der Facharzt. Nur in einigen Fällen, in denen es zu einer größeren Ansammlung von Eiter im Mittelohr gekommen ist, wird der Arzt das Trommelfell etwas einritzen, damit der Eiter abfließen kann. Wichtig ist eine sofortige ärztliche Behandlung, da die nicht behandelte oder nicht ausgeheilte akute Entzündung sonst chronisch werden kann. Sie kann auch zu weiteren schweren Komplikationen wie Hirnhautentzündung führen.

Pulsierende Ohrgeräusche sind meist harmlos.

Muskuläre Ursachen

Die zweite große Gruppe der Ursachen eines objektiven Tinnitus stellen muskuläre Störungen dar. Diese können sich im Bereich der Muskulatur der Eustachischen Röhre, der Muskulatur des Gaumens oder der Muskeln des Innenohrs, die die Gehörknöchelchen verbinden, zeigen. Die Eustachische Röhre verbindet das Mittelohr und den Rachen und sorgt so für Druckausgleich. Dies ist wichtig beim Tauchen oder wenn es darum geht, Höhenunterschiede zu bewältigen. Wir spüren auch manchmal das leichte oder stärkere Klicken beim Schlucken oder Gähnen. Taucher trainieren, das Öffnen der Röhre willkürlich zu steuern, um den Druckausgleich besser durchführen zu können.

Die Eustachische Röhre verbindet das Mittelohr und den Rachen und sorgt so für Druckausgleich.

Wenn die normalen Bewegungen der Röhre nicht koordiniert sind oder ihre Funktion aus einem anderen Grund gestört ist, entstehen unwillkürliche Zuckungen, die man dann als Klicken in den Ohren

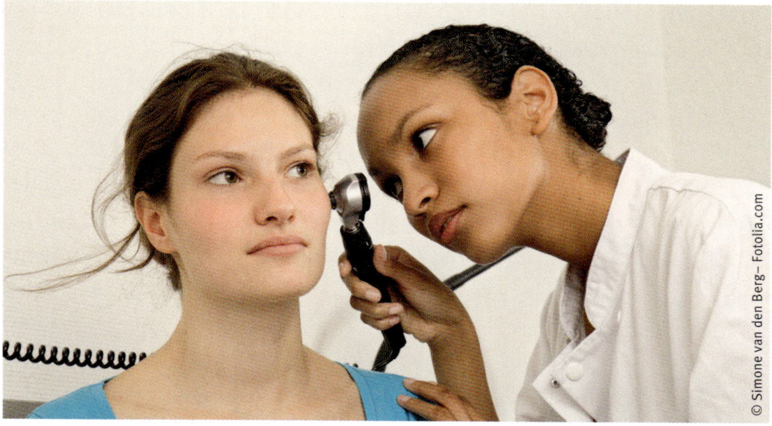

In jedem Fall sollten Ohrgeräusche vom Facharzt untersucht und ihre Ursache abgeklärt werden.

empfindet. Das kann vereinzelt vorkommen oder in Salven mit einer Auslöserate bis zu fünf pro Sekunde, es kann nur ein Ohr betreffen oder beide. Solche Zuckungen der Gaumenmuskulatur und der Muskeln im Bereich des Mittelohrs können Tinnitus auslösen. Die Betroffenen empfinden die Störung in der Regel als sehr belastend. Sie ist jedoch nicht von Dauer und kann auch nur an bestimmten Tagen auftreten, zu einer bestimmten Zeit.

Objektive Ohrgeräusche – selten aber gefährlich

Objektive Ohrgeräusche sind nachweisbar, man kann sie messen oder mit bestimmten Geräten registrieren. Sie kommen nicht sehr häufig vor und stellen eine kleine Untergruppe der Ohrgeräusche insgesamt dar. Sie sind jedoch relativ gesehen gefährlicher als die subjektiven Ohrgeräusche, da ihnen eine ernst zu nehmende organische Veränderung zugrunde liegt. Deshalb ist es unbedingt nötig, die Ursache sobald wie möglich genau abzuklären. Die Therapie ist meist chirurgischer Art – also eine Operation.

Subjektiver Tinnitus und seine Ursachen

Im Gegensatz zum objektiven Tinnitus sind die Ursachen sowie die Entstehungsmechanismen der subjektiven Ohrgeräusche fast völlig ungeklärt. Zur Entstehung gibt es lediglich einige Hypothesen.

Das grundlegende Krankheitsgeschehen, das zur Entstehung von Ohrgeräuschen führt, ist eine Störung der Funktion der Sinneszellen im Bereich des Innenohrs, des Hörnervs oder des Gehirns. Die beeinträchtigte Funktion könnte man auch als krankhafte Aktivität oder Erregbarkeit bezeichnen.

Der Aufnahme von Schallwellen und ihrer Weiterleitung liegt die Übertragung elektrischer Nervenimpulse zugrunde, ein stetiger Auf- und Abbau von elektrischen Ladungen, der weitergegeben wird. Die elektrischen Ladungen entstehen durch elektrisch geladene Teilchen im Zellinneren und außerhalb der Zellen. Für das einwandfreie Funktionieren der Übertragung von elektrischen Reizen muss ein Gleichgewicht in der Verteilung dieser elektrischen Ladungen vorhanden sein. Wird dieses gestört, so wird auch die elektrische Aktivität bei der Reizentstehung und Weiterleitung gestört.

Schallwellen werden durch die Übertragung elektrischer Nervenimpulse weitergegeben.

Geschieht dies im Bereich der Hörbahn, können Ohrgeräusche auftreten. Das bestehende Gleichgewicht dieser elektrischen Ladungen kann auf unterschiedliche Weise gestört werden. Sowohl Veränderungen in der Durchblutung als auch im Stoffwechsel können sich negativ auswirken. Wir wollen im Folgenden die häufigsten bekannten Ursachen der subjektiven Ohrgeräusche beleuchten.

Hörsturz

Er steht in der Häufigkeit an erster Stelle. 90 % der Hörstürze gehen mit Tinnitus einher. Unter einem Hörsturz versteht man einen plötzlich einsetzenden, meist einseitigen Hörverlust. Die genaue Ursache ist bis heute noch nicht geklärt. Man vermutet zum einen, dass Durchblutungsstörungen oder Virusinfektionen dafür verantwortlich sind. Zum anderen gibt es die Hypothese, dass der Hörsturz durch ein autoimmunes Geschehen (im Sinne einer allergischen Reaktion des Körpers auf sich selbst) oder einen Riss des ovalen Fensters entsteht, das den Eingang zum Innenohr bildet. Welche Bedeutung der Faktor Stress bei der Entstehung des Hörsturzes hat, ist ebenfalls noch unklar.

Charakteristisch für den Hörsturz ist neben der plötzlichen starken Gehörminderung ein dumpfes Völlegefühl im Ohr wie auch ein mehr oder weniger stark ausgeprägtes Ohrensausen. Das Ohrensausen muss nicht gleich am Anfang da sein, es kann sich auch erst einige Stunden später einstellen. Andererseits sind auch Fälle bekannt, in denen Ohrgeräusche der Vorbote eines Hörsturzes waren.

Charakteristisch für den Hörsturz ist eine starke Gehörminderung, ein dumpfes Völlegefühl im Ohr und Ohrensausen.

Beim Auftreten solcher Beschwerden sollten Sie sofort einen Arzt aufsuchen. Zur Wiederherstellung des Gehörs ist es unbedingt nötig, dass Sie ruhiggestellt werden und umgehend eine entsprechende Therapie eingeleitet wird, am besten schon in den ersten 24 Stunden. Bei einem so frühen Behandlungsbeginn kann mit der Wiederherstellung des Gehörs in fast 90 % der Fälle gerechnet werden.

Allerdings kommt es auch ohne Therapie in 65 % der Fälle zu einer spontanen Besserung. Das sollte für Sie jedoch kein Grund sein, auf den Arztbesuch zu verzichten.

Menière-Krankheit

Eine weitere Krankheit, die mit Tinnitus einhergeht, ist die Menière-Krankheit. Sie hat ihre Ursache in einer krankhaften Veränderung im Bereich des Innenohrs. Von ihren Anzeichen her erinnert sie sehr an den Hörsturz. Ihre Hauptmerkmale sind ebenfalls Schwerhörigkeit und Tinnitus. Diese treten jedoch anfallsartig auf, begleitet von Drehschwindel wie auch von Übelkeit und Erbrechen. In den dazwischenliegenden anfallsfreien Intervallen verschwinden die Symptome, der Patient ist beschwerdefrei. Die Schwerhörigkeit nimmt jedoch im weiteren Krankheitsverlauf von Anfall zu Anfall zu. Die bestehenden Ohrgeräusche sind ebenfalls ständig vorhanden, können aber in ihrer Intensität Schwankungen unterliegen.

Altersschwerhörigkeit

Auch die Altersschwerhörigkeit, im medizinischen Fachjargon als Presbyakusis bezeichnet, wird sehr häufig von subjektivem Tinnitus begleitet. Diese Art von Schwerhörigkeit ist, wie der Name schon sagt, eine Folge des Alterns oder besser der mit dem Alter einsetzenden degenerativen Prozesse im Innenohr. Hinzu kommen noch die sich im Laufe des Lebens summierenden Schädigungen des Hörorgans durch Lärm und andere das Ohr schädigende Einflüsse, sodass man diese Schwerhörigkeit auch als eine Art Zivilisationskrankheit ansehen kann.

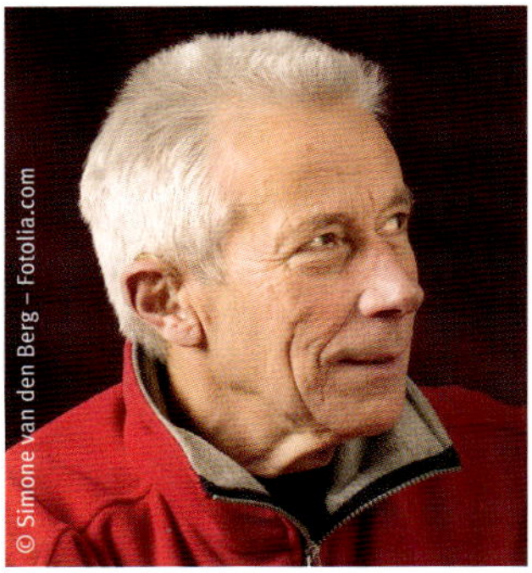

Viele Betroffene einer Altersschwerhörigkeit scheuen oft davor zurück, sich ein Hörgerät anpassen zu lassen.

Hierbei kommt es zu einer sich allmählich entwickelnden Höreinschränkung. Zunächst hören die Betroffenen nur hohe Töne schlechter, etwa das Telefon oder das Läuten der Türklingel. Beim weiteren Voranschreiten der Krankheit kommt eine immer schlechter werdende Sprachverständlichkeit hinzu.

Ohrgeräusche sind auch hier ein häufiges Begleitphänomen, das sich aufgrund der zunehmenden kommunikativen

Isolation der älteren Menschen immer mehr in den Vordergrund drängt. Die Therapien, die hier Anwendung finden, sind neben der Anpassung eines Hörgeräts allgemein regenerative Maßnahmen, um dem Alterungsprozess entgegenzuwirken, oder spezielle Substanzen, die der Durchblutungsförderung dienen.

Ohrgeräusche sind ein häufiges Begleitphänomen von Schwerhörigkeit.

Verletzungen und ihre Folgen

Auch Verletzungen können Ohrgeräusche verursachen. So kann das Trommelfell durch Einführen diverser Gegenstände in den Gehörgang (wie z.B. Streichhölzer, Stricknadeln oder Wattestäbchen) auf direkte Weise verletzt werden. Oder es kommt durch erhöhte Luftdruckeinwirkung zu einer indirekten Verletzung, etwa nach einer Explosion oder einem Schlag auf das Ohr. In beiden Fällen kann das Trommelfell zerreißen. Auch Fremdkörper, die sich im Gehörgang festgesetzt haben, können Ohrgeräusche hervorrufen.

Ebenso können die stumpfe Verletzung des Schädels (Schädelprellung) oder auch ein komplexes Schädelhirntrauma Ohrgeräusche nach sich ziehen. Bei Verkehrsunfällen kommt es häufig zu Schädelbasisfrakturen, wobei meist auch das Felsenbein, in dem sich das Innenohr befindet, betroffen ist. Dies hat eine direkte Schädigung des Mittel- und/oder Innenohrs zur Folge.

Auch Schädelprellungen können Ohrgeräusche zur Folge haben.

Akustikusneurinom

Das Akustikusneurinom ist eine seltene, gutartige Geschwulst im Bereich des Hörnervs. Sie geht aus Zellen der Nervenscheide, in die der Nerv eingelagert ist, hervor. Durch ihr Wachstum drückt sie auf die umliegenden Strukturen. Die Folge sind Ausfallerscheinungen im Bereich der betroffenen Nerven, insbesondere des Hörnervs, zu denen auch Ohrgeräusche, Hörminderung und Gleichgewichtsstörungen gehören. Zu einer gewissenhaft durchgeführten und umfassenden

Tinnitus-Diagnostik gehört es, ein Akustikusneurinom auszuschließen. Dies ist durch die Kernspintomografie möglich.

Diese Technik ermöglicht eine höhere diagnostische Sicherheit als die bislang angewandte computertomografische Untersuchung unter Gabe eines Kontrastmittels. Die Therapie ist hier operativer Art, mit einer sehr guten Prognose bei rechtzeitiger Diagnose der Erkrankung.

Vergiftungen

Eine ganze Reihe von Medikamenten enthält Wirkstoffe, die toxisch, also giftig, auf den Hörapparat wirken und somit Ohrgeräusche auslösen können. Man nennt diese Substanzen auch ototoxisch, also für das Ohr giftig bzw. schädigend.

Ein Akustikusneurinom kann man mithilfe der Kernspintomografie ausschließen.

An erster Stelle ist hier die Acetylsalicylsäure (Wirkstoff des Aspirins), die in vielen Schmerzmitteln enthalten ist, zu erwähnen. Allerdings haben nur sehr hohe Dosen diese negative Wirkung.

Wenn Sie über längere Zeit hinweg Schmerzmittel hochdosiert eingenommen haben, bevor Ihre Ohrgeräusche aufgetreten sind, denken Sie daran, dass das mit dem Medikament in Zusammenhang stehen könnte! Auch Chinin, ein Wirkstoff, der hauptsächlich gegen Malaria angewandt wird, kann als Nebenwirkung Ohrgeräusche nach sich ziehen. Also: Falls Ihre Ohrgeräusche nach einem Tropenurlaub auftraten, für den Sie vorbeugend chininhaltige Mittel eingenommen haben, könnte das der Auslöser Ihrer Ohrgeräusche gewesen sein.

Die längere Einnahme von Schmerzmitteln kann Ohrgeräusche auslösen.

Weitere Medikamente – hier werden nur die häufigsten genannt –, die Ohrgeräusche auslösen können, sind:

- Diuretika (harntreibende Mittel), die bei zu hohem Blutdruck oder bei Ansammlung von Körperflüssigkeiten im Gewebe (Ödemen) verordnet werden,
- Aminoglykoside, Antibiotika gegen schwere Infektionskrankheiten,
- Indometacin, ein wirksames Mittel gegen rheumatische Erkrankungen und Schmerzzustände im gesamten Bewegungsapparat,
- Diclofenac, ein Mittel gegen Schmerzen im Bewegungsapparat, das auch eine entzündungshemmende Wirkung hat,
- Propranolol, ein sogenannter Betablocker, der gegen Herzrhythmusstörungen und hohen Blutdruck verordnet wird,
- Cisplatin, ein Antikrebsmittel,
- Carbamazepin, ein Mittel gegen Epilepsie, das auch bei bestimmten neurologischen Erkrankungen, die mit Tinnitus einhergehen, zur Therapie eingesetzt wird, kann paradoxerweise auch selbst zu Tinnitus führen.

Mittel gegen Allergien, die sogenannten Antihistaminika, oder Präparate zur Senkung erhöhter Blutzucker- oder Blutfettwerte können ebenfalls Ohrgeräusche verursachen. Oft wird dies im Beipackzettel nicht speziell vermerkt. Bitte sprechen Sie mit Ihrem Arzt darüber, wenn Sie den Verdacht haben, dass ein Zusammenhang bestehen könnte zwischen einem Medikament, das Sie einnehmen, und den Ohrgeräuschen. Der Tinnitus, den die genannten Arzneimittel auslösen können, muss nicht von Dauer sein und kann mit oder ohne Hörverlust einhergehen. Weiterhin können Kaffee (durch das Koffein), Zigaretten (Nikotin) und Alkohol Ohrgeräusche auslösen oder bereits bestehende verstärken.

Die Mehrzahl der entstandenen Ohrgeräusche ist reversibel, d. h. sie hören mit dem Absetzen des entsprechenden Mittels, das die Ohrgeräusche erzeugt hat, auf. Ob das Ohrgeräusch durch die entsprechende Substanz tatsächlich verursacht wurde, kann man durch einen einfachen „Auslassversuch“ feststellen.

Immunogene Schwerhörigkeit

Es gibt auch recht seltene Erkrankungen, die für einen Tinnitus von Belang sein können. Dazu zählt die immunogene Schwerhörigkeit. Dies ist eine durch eine Immunstörung im Sinne einer allergischen Reaktion ausgelöste Schwerhörigkeit, bei der Ohrgeräusche als Begleitsymptom auftreten. Der Krankheitsprozess kann sich im Bereich der Nasenschleimhaut, der Membranen im Innenohr oder der Gefäße, die das Innenohr versorgen, abspielen. Der sogenannten hereditären sensorineuralen Schwerhörigkeit liegt eine erblich bedingte Schallempfindungsstörung zugrunde, die ebenfalls häufig von Ohrgeräuschen begleitet wird. Eine Sonderform ist die sensorineurale Schwerhörigkeit, deren Ursache unbekannt ist. Die Schallempfindung ist auf unklare Weise gestört und führt auch zur Entstehung von Ohrgeräuschen.

Otosklerose

Die Otosklerose ist eine vererbbare Erkrankung, deren Hauptsymptome zunehmende Schwerhörigkeit und Ohrensausen sind. Die Ursache ist ein Knochenumbau, meist im Bereich des ovalen Fensters, wobei die Platte des Steigbügels im ovalen Fenster fixiert wird. Dies bewirkt Störungen in der Schallleitung. Bei Beteiligung des Innenohrs kann zusätzlich noch eine Schallempfindungsstörung vorliegen, die dann zu Ohrgeräuschen führt.

Von Otosklerose sind eher Frauen betroffen.

Die Krankheit beginnt zwischen dem 20. und 30. Lebensjahr und betrifft häufiger Frauen. Typisch ist, dass es während der Schwangerschaft zu einer Verschlimmerung der Beschwerden kommen kann. Die Therapie ist meist operativ, doch die Ohrgeräusche bleiben in der Regel bestehen, da durch den Eingriff nur die Störung in der Schallleitung behoben werden kann. Wenn ein operativer Eingriff nicht durchführbar ist oder vom Patienten abgelehnt wird, erfolgt die Anpassung eines Hörgeräts.

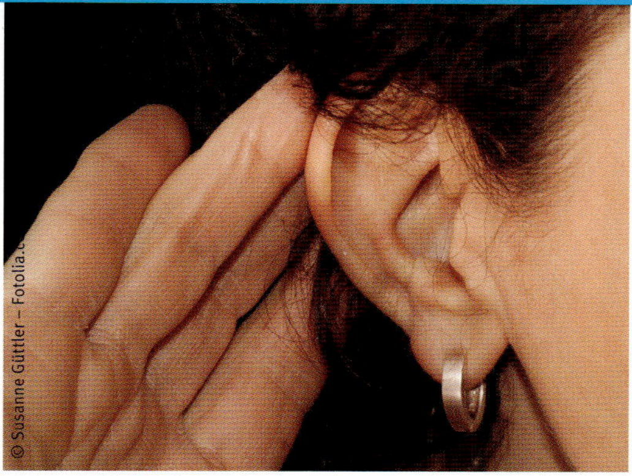

© Susanne Güttler – Fotolia.c

Von der Schwerhörigkeit im Rahmen einer Otosklerose sind Frauen häufiger betroffen als Männer.

Chronische Mittelohrentzündung

Diese Krankheit kann als Schleimhauteiterung oder als Knocheneiterung auftreten. Sie ist meist mit einem Defekt im Trommelfell verknüpft und hat unter anderem eine Schwerhörigkeit und Ohrgeräusche zur Folge.

Herz- und Kreislauf-Erkrankungen

Diese Erkrankungen kann man auch unter dem Begriff Durchblutungsstörungen zusammenfassen. Zu hoher Blutdruck kann ebenso wie zu niedriger Ohrgeräusche auslösen. Der Blutdruckanstieg oder -abfall kann nur eine vorübergehende, sogenannte funktionelle Störung sein. Es kann aber auch ein ernsthaftes organisches Leiden dahinterstecken. Ein Herzklappenfehler zum Beispiel vermindert die Pumpleistung des Herzens erheblich und zieht so eine anhaltende Minderdurchblutung nach sich. Ebenso nimmt die Pumpleistung ab, wenn der Herzmuskel infolge des Alterns insgesamt geschwächt ist. Auch eine Gefäßmissbildung hat ähnliche Folgen. Je nachdem, wo sie sich befindet, wird das von dem betroffenen Gefäß zu durchblutende Gewebe unterversorgt. Wenn es sich dabei um ein Gefäß handelt, das das Blut zum Kopf führt, kann eine solche Störung Ohrgeräusche auslösen. In jedem Fall bedarf es einer gründlichen Abklärung der Ursache.

Eine fortgeschrittene Arteriosklerose kann durch die Gefäßverengungen zum Auftreten von Ohrgeräuschen beitragen.

Auch eine fortgeschrittene Arteriosklerose kann durch die Gefäßverengungen, die als Folge von zunehmenden Ablagerungen an den Gefäßwänden entstehen, ein ursächlicher Faktor beim Auftreten von Ohrgeräuschen sein.

Blutzusammensetzung und -fließfähigkeit

Dem Blut kommt im Zusammenhang mit Tinnitus eine wichtige Bedeutung zu. So kann eine Anämie, der Mangel an roten Blutkörperchen, Eisen oder rotem Blutfarbstoff, Ohrensausen auslösen. Aber auch ein Zuviel an roten Blutkörperchen, die Polyglobulie, kann diesen Effekt haben. Die Blutviskosität (Fließfähigkeit des Blutes) ist sehr wichtig für eine gute Durchblutung. Zu dickes Blut fließt erheblich schwerer durch die Adern als dünnflüssigeres und kann so zu erheblichen Durchblutungsstörungen und in der Folge zu Ohrensausen führen. Dickes Blut begünstigt auch die gefährlichen Ablagerungen an den Gefäßwänden.

Schon durch eine gesunde Lebensführung können Sie die Fließfähigkeit des Blutes günstig beeinflussen. Es empfiehlt sich, von Zeit zu Zeit die Blutviskosität durch einen einfachen Labortest zu überprüfen. Gegebenenfalls bieten sich dann ein Aderlass mit einer nachfolgenden Infusion zur Blutverdünnung an.

Stoffwechselerkrankungen

Bei einigen Stoffwechselstörungen können Ohrgeräusche ein begleitendes Symptom sein, z. B. bei Fettstoffwechselanomalien, Gicht oder Diabetes (Zuckerkrankheit). Aber auch Nierenleiden, Funktionsstörungen der Schilddrüse und Vitaminmangel können zu Ohrgeräuschen führen. Eine direkte schädigende Wirkung auf den Hörapparat ist bei diesen Zuständen allerdings nicht bekannt. Deshalb nimmt man an, dass es der mittelbare schädigende Einfluss ist, der zu einer Unterversorgung der Sinneszellen mit Sauerstoff führt und Störungen der Funktion des Hörapparats auslösen kann.

Das HWS-Syndrom

Veränderungen im Aufbau der Halswirbelsäule (HWS) stehen oftmals in Verbindung mit dem Auftreten von Ohrgeräuschen. Diese Veränderungen mit ihren vielfältigen Ausfallerscheinungen, die in der Medizin unter dem Begriff HWS-Syndrom zusammengefasst werden, können sich einerseits als Abnutzungserscheinung (degenerative Veränderungen) im Laufe der Jahre einschleichen oder aber durch Gewalteinwirkung entstehen – z. B. als HWS-Schleudertrauma nach einem Autounfall.

Die Ohrgeräusche im Rahmen eines HWS-Syndroms sind meist einseitig, variabel und bewegungsabhängig.

Die Ohrgeräusche, die im Rahmen eines solchen HWS-Syndroms auftreten, sind meist einseitig, von ihrer Qualität her variabel und bewegungsabhängig. Bei Veränderungen der Kopflage können sich also auch die Ohrgeräusche verändern. Meist sind es jüngere Patienten, die betroffen sind. Das Hörvermögen ist normal, es besteht also keine Hörminderung.

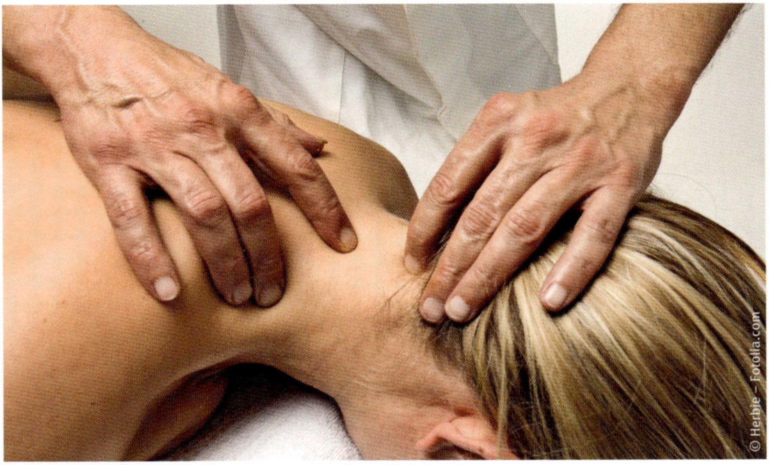

Treten Ohrgeräusche im Zusammenhang mit einem HWS-Syndrom auf, kann eine chiropraktische Therapie oft Abhilfe schaffen.

Falls Sie solche bewegungsabhängigen Ohrgeräusche bei sich bemerken, lassen Sie sie durch einen erfahrenen Orthopäden abklären. Oft genügt schon ein gezielter Handgriff eines Chirotherapeuten (siehe S. 93), um diese zu beheben.

Wichtige Merkmale, die darauf hindeuten, dass Ihr Tinnitus durch eine Störung im Bereich der Halswirbelsäule (HWS) verursacht ist, sind:

- Die Qualität und die Lautstärke Ihres Tinnitus schwanken.
- In bestimmter Lage des Kopfes oder auch des Körpers verändert sich das Ohrgeräusch.
- Das Ohrgeräusch verändert sich durch körperliche oder sportliche Betätigung.
- Bei der orthopädischen Untersuchung der HWS oder bei der Massage der Nacken-Schulter-Partie verändert sich auch Ihr Tinnitus.
- Sie haben schon selbst bei sich Druckpunkte im Bereich Ihres Nackens oder auch Kopfes festgestellt, durch deren Druck oder Massage sich Ihr Tinnitus verändert.
- Ihr Ohrgeräusch ist einseitig. (Ausnahme: Wenn dem Auftreten des Tinnitus ein Schleudertrauma der HWS vorausgegangen ist, z. B. bei einem Auffahrunfall, ist der Tinnitus in der Regel beidseitig.)
- Sie sind noch relativ jung.
- Ihr Gehör ist normal.

Der Kieferbereich

Abnutzungserscheinungen im Bereich des Kiefergelenks in Form einer Arthrose oder auch nur als Verspannung der Kaumuskulatur können Tinnitus auslösen. Dies ist schon möglich durch eine sogenannte Malokklusion, eine Störung im Bereich der Kauflächen, wobei es zu einer fehlerhaften Schlussbiss-Stellung kommt. Auch Stress und innere Spannungszustände unterstützen die Entstehung solcher Störungen, da dabei unwillkür-

Stress kann Verspannungen der Kaumuskulatur und Zähneknirschen hervorrufen.

lich die Kiefer zusammengepresst werden. Daraus resultieren Verspannungen der Kaumuskulatur und das nächtliche Zähneknirschen (Bruxismus).

Es ist immer empfehlenswert, einen Zahnarzt oder Kieferorthopäden zur Abklärung und Behandlung solcher Störungen hinzuzuziehen. Auch physiotherapeutische Maßnahmen helfen gegen diese Verspannungen, die sich auch auf die Muskulatur des Halses und der HWS übertragen können. In einigen Fällen kommt eine psychotherapeutische Behandlung in Betracht, um die inneren, dem Einzelnen unbewussten Spannungszustände abzubauen.

Eine fehlerhafte Schlussbiss-Stellung kann auch durch schlecht angepassten Zahnersatz verursacht werden und so die oben erwähnten Störungen nach sich ziehen. Entzündliche Erkrankungen der Zähne können sich auf das Ohr übertragen und zu Auswirkungen im Bereich des Hörorgans führen.

Narkose

Bei der verringerten Funktion des Herz-Kreislauf-Systems während einer Narkose, die oft gravierende Blutdruckschwankungen zur Folge hat, kann eine vorübergehende Minderdurchblutung des Innenohrs eintreten, die Ohrgeräusche zur Folge haben kann. Auch Narkosemittel haben bisweilen eine direkte toxische Wirkung auf die Strukturen des Innenohrs und lösen damit Ohrgeräusche aus. Bei der Narkose sollte man auf eine sachgemäße Lagerung des Kopfes achten, da andernfalls Blockaden im Bereich der HWS ausgelöst werden können, die ihrerseits wiederum zu Ohrgeräuschen führen können.

Allergien

Man vermutet, dass mit der steigenden Umweltbelastung durch verschiedene Schadstoffe unser Körper auch auf ganz alltägliche Einflüsse immer sensibler reagiert. Er reagiert allergisch, wobei eine ganze

Skala von allergischen Reaktionen auf die verschiedensten Substanzen möglich ist. Viele von uns tragen allergische Veranlagungen in sich. Irgendwann einmal, meist in einer Lebensphase der verringerten Abwehrbereitschaft des Körpers und als Folge eines überforderten Immunsystems, bricht die Allergie aus. Im Zeichen dieser Allgemeinschwäche, die sich bisweilen auch an anderen Organen äußert – an der Haut als Ekzem oder an der Nasenschleimhaut als „verstopfte Nase" –, kann sich auch Tinnitus einstellen. Insofern kann es einen Zusammenhang zwischen Allergien und Ohrgeräuschen geben.

Tinnitus allein ist jedoch nie auf eine Allergie zurückzuführen. Wenn also alle anderen Diagnosen fruchtlos waren, bei Ihnen aber Anzeichen vorhanden sind, dass in Ihnen noch „etwas schlummert", so lohnt sich ein Allergietest. Er kann vom Hausarzt, einem Hautarzt oder einem naturheilkundlich orientierten Mediziner durchgeführt werden. Meist geschieht dies in Form eines sogenannten Epikutantests: Geringe Mengen des Mittels, das unter Verdacht steht, der Auslöser der allergischen Reaktion zu sein, werden unter die Haut gespritzt. Reagiert der Körper allergisch, hat man den „Übeltäter" identifiziert, kann ihn „löschen" oder den Körper durch eine Hyposensibilisierung weitgehend unempfindlich dafür machen.

Möglicherweise gibt es einen Zusammenhang zwischen Allergien und Ohrgeräuschen.

Eine sehr elegante Art des Austestens ist die Elektroakupunktur. Sie wird von naturheilkundlich orientierten Medizinern und insbesondere Zahnärzten angeboten. Gerade im Zahnbereich gibt es nicht nur Amalgam, sondern auch zahlreiche andere Stoffe, auf die manche Patienten allergisch reagieren.

Infektionskrankheiten

Tinnitus kann auch als Folge eines Schwächezustands auftreten, der auf eine Infektionskrankheit zurückgeht, die nicht unmittelbar das

Organ Ohr betrifft. In erster Linie handelt es sich dabei um Virusinfektionen. Ob eine Infektion stattgefunden hat, lässt sich auch im Nachhinein diagnostizieren. Bei einer Infektion bildet der Organismus gegen die Eindringlinge, also die Viren, Antikörper, die auch später noch im Blut nachgewiesen werden können. Auch Syphilis, eine HIV-Infektion oder eine Borreliose können Ohrgeräusche nach sich ziehen.

Ohrenschmalzpfropf

Zu guter Letzt noch eine ganz banale und harmlose Ursache, die aber ebenfalls quälende Ohrgeräusche auslösen kann, die dann mit einem dumpfen Gefühl der Schwerhörigkeit verbunden sind: verhärtete Ohrenschmalzpfropfen. Sie entstehen meist durch übertriebene Hygiene, nämlich beim Versuch, die Gehörgänge mit Wattestäbchen zu reinigen!

Ohrenschmalz richtig entfernen!

Sie sollten auf keinen Fall die Ohrenschmalzpfropfen durch Manipulationen im Gehörgang mit Wattestäbchen oder gar spitzen Gegenständen (Haarnadeln u.Ä.) selbst entfernen, da dabei eine Perforation (Durchstechen) des Trommelfells keine Seltenheit ist!

Ihr Arzt verordnet Ihnen zur Auflösung der Pfropfen zunächst Ohrentropfen, um dann das Ohrenschmalz durch Ausspülen des Gehörgangs mit warmem Wasser fachkundig zu entfernen.

Tinnitus und Lärm

Lärm und die Entstehung von Tinnitus sind eng miteinander verbunden. Was ist eigentlich Lärm? Die Definition fällt schwer. Man kann sagen, Lärm ist ein sehr lautes Geräusch, das wir als störend empfinden. Doch jeder Mensch beurteilt das anders. Viel hängt von unserer

Einstellung dem Geräusch gegenüber ab. Junge Menschen empfinden die Musik in der Disco oder zu Hause aus dem Radio gerade als laut genug, während sie für Ältere ein unausstehlicher Krach ist. Dafür stört viele junge Menschen das Geräusch von Haushaltsgeräten, was wiederum die Hausfrau kaum berührt. Vieles ist eine Frage der subjektiven Bewertung und des subjektiven Maßes an Störempfinden.

Im Alltag sind wir ständig von Lärm umgeben.

Unter Lärm fassen wir also Geräusche zusammen, die wir subjektiv als unangenehm, störend und lästig empfinden. Im Alltag sind wir ständig von Lärm umgeben, sei es von der ständigen Berieselung aus Radio und Fernseher, dem Rattern des Druckers im Büro, dem Schrillen des Telefons bis hin zu Baustellenlärm. Wir alle sind permanent dem Lärm ausgesetzt. Unser Hörorgan wird dadurch ständig beansprucht, die Sinneszellen werden ohne Unterlass gereizt. Wann nehmen wir uns Zeit für die Erholung? Wenn wir zu viel gelaufen sind, verspüren wir Muskelkater. Das ist ein Zeichen dafür, dass wir unsere Muskulatur zu sehr beansprucht haben. Dann führen wir bestimmt nicht gleich wieder das volle Trainingprogramm durch – das würde ja weh tun. Unser Hörorgan kann uns aber seine Überbeanspruchung zunächst nicht signalisieren.

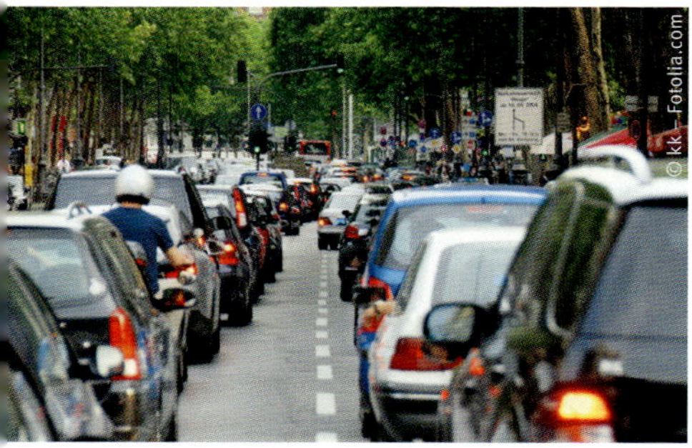

Lärm bedeutet für unsere Ohren dauerhafte Reizung und Beanspruchung.

Lärm hat auch andere Auswirkungen, die nicht direkt das Hörorgan betreffen. Haben Sie nicht auch schon bemerkt, wie sich bei starkem Lärm Ihr Magen förmlich zusammenzieht? Das sind vegetative Reaktionen, gesteuert über das unbewusste vegetative Nervensystem, das auch die Reaktionen auf Stress steuert. Beim Lärm geht es eigentlich um genau das Gleiche, denn Lärm ist nichts anderes als ein gewaltiger Stressfaktor. Wir können uns aber der uns umgebenden Geräuschkulisse kaum entziehen. Wir sind meist dazu gezwungen, den Lärm im Alltag zu ertragen – schließlich können wir nicht mit Ohrenschutz ins Büro gehen.

Lärm hat auch einen guten Zweck: nämlich eine Alarmfunktion. Vor Urzeiten kündigte sich im knackenden Unterholz der Feind an oder das Heulen des Windes signalisierte einen Sturm. Das war ein für den Menschen nützlicher Lärm, ein Alarm. Der Ausdruck „Alarm“ kommt aus dem Französischen und heißt so viel wie „zu den Waffen“. Ein Alarmzeichen ist ein Warnsignal und löst in uns die beschriebenen Stressmechanismen aus: Also auf in den Kampf und zu den Waffen – oder das Heil in der Flucht suchen.

Der Lärm unserer technisierten Welt hat jedoch seine Alarmfunktion weitgehend verloren, hat sich sinnlos verselbständigt. Wir sind fast ununterbrochen Lärm ausgesetzt, der uns vor nichts mehr warnt, aber uns quält. An Lärm können wir uns aber nicht gewöhnen. Wir werden vielleicht etwas weniger empfindlich für die Art Lärm, mit der wir ständig – etwa im Beruf – zu tun haben. Doch dies betrifft nur das persönliche Empfinden der Belästigung und ist keine echte Gewöhnung. Früher oder später stellen sich die Folgen ein. Lärm ist für den Körper eine Dauerbelastung – eine Art Dauerstress. Der Körper muss die Gelegenheit haben, Stress abzureagieren, da er sonst auf lange Sicht Schaden leidet. Wie der Stressforscher Hans Selye es ausdrückte: Es bilden sich durch nicht abreagierte Stressreaktionen chemische Narben im Körper. Es kommt also zu Folgen im Bereich des Stoffwechsels, die die Zellen schädigen, in diesem Fall zu einer Schädigung der Sinneszellen im Bereich der Hörbahn. Da wundert es nicht, wenn Lärm auf diese indirekte Weise Tinnitus auslösen kann. Doch Lärm hat auch eine direkte schädigende Wirkung auf unseren Hörapparat. Schalleinwir-

Der Körper muss Stress abreagieren können, da er sonst auf Dauer Schaden leidet.

kungen werden je nach Intensität und Beschaffenheit der Töne nicht nur als lästig, sondern auch als schmerzhaft empfunden. Eine akute starke Lärmeinwirkung bezeichnen wir als Lärmtrauma oder akustisches Trauma.

„Ich dachte, ich bringe mich um"

Ich habe seit acht bis zehn Jahren Ohrensausen. Es fing an, als ich eines Tages kurz vor Weihnachten aus der Dusche kam. Auf einen Schlag habe ich nichts mehr gehört, nur noch ein lautes Brüllen hatte ich in den Ohren. Ich bekam mächtig Angst.

Mein Gehör besserte sich am nächsten Tag etwas, aber es blieb ein starkes Pfeifen in beiden Ohren. Ich hörte zwar etwas mehr, aber alles war so dumpf, und ich verstand kaum etwas. Als ich meinen Hausarzt aufsuchte, machte er selbst eigentlich gar nichts, sondern schickte mich gleich zu einem HNO-Arzt. Der untersuchte mich mit einem Ohrenspiegel und stellte nur einen Pfropfen im Ohr fest. Ansonsten meinte er, da wäre nicht viel zu machen, ich müsste mich mit der Sache abfinden.

Das Dröhnen wurde immer lauter und belastete mich immer mehr. Nach einem Vierteljahr dachte ich, ich bringe mich um. Später, als ich zufällig mit meinem Hausarzt über die Sache sprach, nahm dieser die Therapie in die Hand und gab mir zweimal täglich eine Infusion mit je zwei Ampullen eines Mittels zur besseren Durchblutung. Nach etwa einem Jahr trat eine geringe Besserung ein. Während der Infusionen selbst verschwand das Rauschen schon mal für einige Minuten völlig. Doch dann auf der Straße kam es wieder. Ich erhielt die Infusionen ohne Pause vier Jahre lang – morgens und abends. Das wusste keiner, ich ließ mich deswegen auch nie krankschreiben. Nach diesen vier Jahren machten wir eine Pause von sechs oder acht Wochen.

Mein Gehör hatte sich im Lauf der Behandlung nach rund zwei Jahren Infusionstherapie einmal schlagartig gebessert. Wir saßen in einer fröhlichen Runde in der Kneipe – und zack, auf einmal war das Gehör wieder da. Ich konnte den Lärm im Lokal plötzlich kaum ertragen. Aber ich freute mich natürlich riesig. Gleich am nächsten Tag besuchte ich meinen Hausarzt, der ebenfalls hocherfreut war und meinte, wir würden es schon noch schaffen.

Doch meine Ohrgeräusche habe ich bis heute behalten. Der Ton in meinem Ohr ändert sich ständig. Jetzt ist es gerade ein Pfeifen, wie wenn ein Kühlschrank langsam läuft. Auch wechselt der Ton den Ort; mal ist er im linken, mal im rechten Ohr, mal in beiden. Bei Änderung der Witterung ändern sich auch die Geräusche in meinen Ohren.
Ich war beruflich ständig Lärm ausgesetzt. 25 Jahre lang arbeitete ich beim Rundfunk als Tontechniker. Dann bin ich eine Zeitlang auch noch Lkw gefahren. Ich habe mir immer viel aufgehalst, oft zwei, drei Jobs nebenher gehabt. Ich arbeitete praktisch sieben Tage in der Woche, daneben bauten wir noch ein Haus. Das war auch zu der Zeit, als es mit dem Ohrensausen losging.
Jetzt bin ich seit drei Jahren in Rente, allerdings nicht wegen der Ohren. Meinen Tinnitus habe ich immer noch, kann aber damit leben. Ich würde dennoch gerne neue Behandlungsmethoden ausprobieren, die eine Aussicht auf Besserung versprechen.

Horst M., 64, Rentner in Frankfurt am Main

Dies kann durch einen Knall, eine Explosion, aber auch durch eine stumpfe Kopfverletzung hervorgerufen werden. Dabei kommt es zu einer Schädigung des Trommelfells oder des Innenohrs. Die Folge ist ein unmittelbarer Gehörverlust, der meist nur von kurzer Dauer ist. In einer Vielzahl der Fälle ist dies verbunden mit dem Empfinden subjektiver Ohrgeräusche. Die nach einem einmalig erfolgten Lärmtrauma eingetretene Hörstörung bessert sich zunächst; doch setzt man sich danach weiteren Lärmbelastungen aus, nimmt diese wieder zu.

Die Lärmeinwirkung macht sich anfangs oft nur als allgemeine Befindlichkeitsstörung bemerkbar.

Die Lärmeinwirkung kann sich anfangs nur als allgemeine Befindlichkeitsstörung bemerkbar machen, etwa in Form von Kopfschmerzen, Schlafstörungen, einem Unruhegefühl, nervösen Herzstörungen oder schwankendem Blutdruck. Die Mediziner bezeichnen das als vegetative Störungen, da diese vom vegetativen, unbewusst gesteuerten

Nervensystem ausgehen und sich unserer Kontrolle entziehen. In diesen Anzeichen erkennen wir genau die beschriebenen Stresssymptome wieder. Und Lärm ist ein Stressfaktor!

	Düsenmaschine	130	Vulkanausbruch
	Presslufthammer	120	Wasserfall
ab 90 dB Gehörschutz-Lärmauflage	Kreissäge	110	Orkan
	Autohupe	100	Orkan
ab 85 dB Gefährdung des Gehörs nach Arbeitsstättenverordnung	U-Bahn-Innenraum	90	Gewitter
ab 65 dB Tageslärm: 20 % höheres Infarktrisiko	Mopedgeknatter	80	Meeresbrandung
	Straßenverkehr	70	Platzregen
ab 55 dB Nachtlärm: 20 % höheres Infarktrisiko	normales Gespräch	60	Fröschequaken
	leise Radiomusik	50	Nieselregen
	leises Gespräch	40	Vogelgezwitscher
weniger als 55 dB Tätigkeit, bei der Konzentration, Aufmerksamkeit und Verantwortung gefordert sind	Flüstern	30	leichter Wind
	Ticken einer Uhr	20	Rascheln von Laub
	Computer	10	Flug einer Mücke
	Denken	0*	Fallen einer Feder

Hörschwelle
*DEZIBEL

Die Intensität verschiedener Lärmquellen

Permanenter Lärm macht taub!

Wer Lärm langandauernd auf sich wirken lässt, muss mit Lärmschwerhörigkeit rechnen. Dabei nimmt im Laufe der Jahre die Hörfähigkeit allmählich ab, zu Beginn kaum merklich, dann jedoch immer deutlicher. Diese Schwerhörigkeit betrifft beide Ohren und ist in der Mehrzahl der Fälle mit subjektiven Ohrgeräuschen verbunden.

Die von Lärmschwerhörigkeit Betroffenen sind meist Personen, die beruflich einer andauernden übermäßigen Lärmeinwirkung ausgesetzt sind. Beispielsweise kann die Arbeit an Maschinen in der Industrie oder im Straßenbau zu massiven Schädigungen des gesamten Organismus führen. Doch auch Leute, die ständig lauter Musik ausgesetzt sind wie Discjockeys oder Tontechniker, bleiben davon nicht verschont. Lärmschwerhörigkeit ist unter den Berufskrankheiten der häufigste Versicherungsfall!

Was tun? – So früh wie möglich zum Arzt!

Wann soll ich den Arzt aufsuchen? An welchen Arzt soll ich mich wenden? Dies sind die Fragen, die sich aufdrängen, wenn sich ein Ohrgeräusch einstellt. Zunächst ist es jedoch wichtig, Ruhe zu bewahren.

Beobachten Sie Ihren Tinnitus:

- Wann trat er das erste Mal auf? In welcher Situation befanden Sie sich gerade? Welche äußeren Umstände waren dabei oder kurze Zeit davor gegeben? War es Lärm oder laute Musik bei einem Konzert oder in einer Discothek?
- Sind Sie bei der Ausübung Ihres Berufs regelmäßig Lärm ausgesetzt, z. B. Motorenlärm von Autos oder Flugzeugen oder gar dem Lärm eines Pressluftbohrers oder einer Schlagbohrmaschine?
- Haben Sie eine Flugreise hinter sich? Haben Sie sich in Höhen aufgehalten – etwa beim Skifahren oder Bergwandern? Waren Sie gerade im Urlaub und haben einen Tauchkurs absolviert?
- Spüren Sie Anzeichen einer Erkältung?
- Waren Sie mit etwas beschäftigt, was Ihnen unangenehm oder lästig war? Haben Sie am Arbeitsplatz oder im privaten Bereich zur Zeit „zu viel um die Ohren“?

Überprüfen Sie sich genau! Und dann beobachten Sie Ihren Tinnitus weiter. Ist er ständig vorhanden? Unterliegt er Schwankungen? Hören Sie die Ohrgeräusche nur, wenn Sie Ihr Büro betreten, und verschwinden sie z. B. auf dem Tennisplatz wieder? Sind die Lautstärke und Tonqualität stets gleich oder schwanken sie? Hören Sie gut? Hat sich Ihr Gehör seit dem Auftreten des Tinnitus verschlechtert? Beobachten Sie sich bitte zunächst ganz genau. Die Antworten auf all diese Fragen sind sehr wichtige Anhaltspunkte für die weiteren Schritte, die Sie unternehmen werden. Der nächste Schritt ist der Gang zum Arzt – am besten sofort.

Erzählen Sie dem Arzt alles, was Ihnen in Zusammenhang mit dem Auftreten der Ohrgeräusche von Bedeutung erscheint. Einige Hinweise haben wir Ihnen durch die obigen Fragen gegeben. Teilen Sie dem Arzt alles mit, auch wenn er Sie nicht danach fragt!

Welcher Arzt ist der richtige?

Ob der erste Weg Sie zu Ihrem Hausarzt, einem Facharzt für Hals-Nasen-Ohren-Krankheiten oder zur ambulanten Sprechstunde einer Klinik führt, ist gar nicht so sehr von Bedeutung. Wichtig ist, dass es eine Person Ihres Vertrauens ist. Sie sollen sich ernst genommen fühlen und das Gefühl haben, als Person wichtig zu sein und im Mittelpunkt der Behandlung zu stehen. Sie sind die Hauptperson – und nicht das Krankheitsbild, das Sie beunruhigt.

Und der Arzt muss sich Zeit nehmen. Sie sollten die Gelegenheit haben, so ausführlich wie möglich und in allen Einzelheiten die Besonderheiten Ihres Tinnitus schildern zu können. Der Arzt sollte Anteilnahme und Interesse zeigen und Ihnen Fragen stellen. Beantworten Sie diese so exakt und so offen wie möglich.

Haben Sie das Gefühl, nicht ernst genommen zu werden und spüren Sie keine ehrliche Anteilnahme an Ihrer Problematik, sollten Sie gar hören, da könne man eben nichts machen, dann wechseln Sie den Arzt so schnell wie möglich, und zwar ohne zu zögern! Es geht schließlich um Sie und Ihre Gesundheit.

Ein schneller Behandlungsbeginn bringt die größten Erfolgsaussichten für eine vollständige Heilung mit sich. Je kürzer die Zeitspanne vom Eintritt der Ohrgeräusche bis zur ersten Aktivität gegen den Tinnitus ist, desto besser. Enorm wichtig für Ihren Körper und Ihre Seele ist es, dass überhaupt etwas geschieht.

Ein schneller Behandlungsbeginn bringt die größten Erfolgsaussichten für eine vollständige Heilung.

Das kann schon das Gefühl des Verstandenwerdens beim ersten Arztbesuch sein, das kann auch die erste Infusion sein. Lassen Sie keine Zeit verstreichen, denn der Tinnitus darf keine Chance haben, sich Ihrer Psyche zu bemächtigen, Sie zu belasten, Sie zu bedrohen. Geben Sie der Krankheit keine Gelegenheit, sich in Ihrem Kopf und Ihrer Seele breit zu machen. So haben Sie gute Aussichten, dass der akute Tinnitus nicht chronisch wird. Experten betrachten heute einen Tinnitus, der nicht länger als drei bis sechs Monate besteht, noch als akut – danach wird er chronisch.

Je eher Sie das Gefühl haben, etwas gegen den Tinnitus zu unternehmen oder gar Einfluss auf ihn zu haben, desto besser für Sie, denn desto eher werden Sie Erleichterung empfinden. Das Schlimmste ist nämlich das Gefühl der Ungewissheit: Sie sind in erster Linie deshalb verunsichert, weil Sie nicht wissen, was in Ihrem Kopf vorgeht. Daraus resultieren Angst und Verzweiflung. Sie fühlen sich den Ohrgeräuschen machtlos ausgeliefert. Es ist allein schon eine Erleichterung, Klarheit zu gewinnen über das Phänomen, mit dem man es zu tun hat.

In den meisten Fällen wird es der Hausarzt sein, an den Sie sich als Betroffener zunächst wenden. Er ist in der Regel praktischer Arzt bzw. Arzt für Allgemeinmedizin. Möglicherweise haben Sie Glück, und er kennt sich schon mit der Behandlung von Ohrgeräuschen aus oder weiß zumindest, wie man an das Phänomen herangeht. Ein vernünftiger Hausarzt wird Sie, trotz der eigenen Kompetenz, zur Untersuchung an einen Facharzt überweisen. Nicht nur um seine eigene Diagnose bestätigt zu finden, sondern auch, um andere begleitende Erkrankungen oder auslösende Faktoren auszuschließen. Schließlich gibt es einige Ursachen, die im Bereich des Hörsystems selbst liegen und einen Tinnitus auslösen können. Der HNO-Arzt kann diese am schnellsten und kompetentesten herausfinden oder ausschließen. Das Wichtigste aber: Er kann mittels spezieller Messtechniken Ihren Tinnitus „ausmessen“, also die Frequenz und Lautstärke bestimmen und feststellen, ob Ihr Gehör geschädigt ist.

Der HNO-Arzt kann Ursachen im Bereich des Hörsystems am schnellsten und kompetentesten herausfinden oder ausschließen.

Eine Alternative stellen die speziellen „Tinnitus-Sprechstunden“ dar, die zunehmend von HNO-Abteilungen der Universitätskliniken angeboten werden.

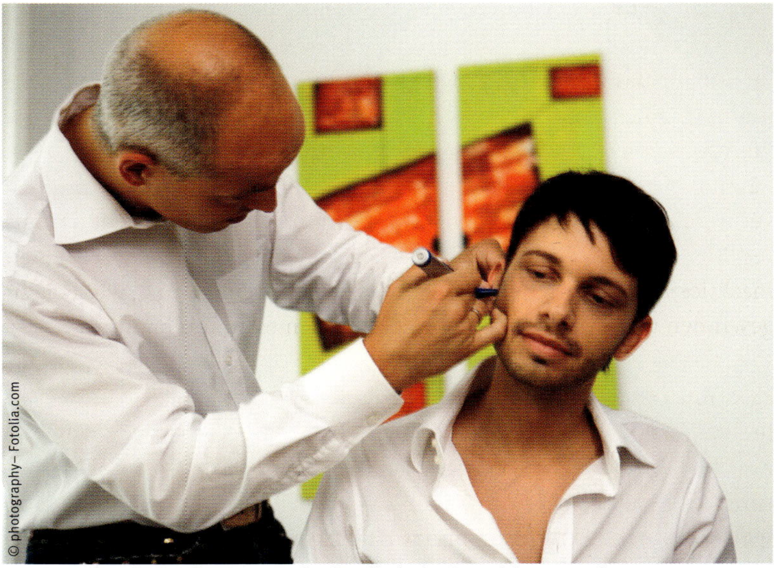

Der Hausarzt kann die erste Anlaufstelle bei Hörproblemen sein.

Ihr Hausarzt

Was kann und sollte der Hausarzt noch für Sie tun? Neben einer ausführlichen Beratung und einem aufklärenden Gespräch, das Ihnen die erste Angst etwas nehmen sollte, kann er selbst einige Untersuchungen durchführen, die ebenfalls zur Abklärung des Phänomens Tinnitus von Bedeutung sind. Er sollte Sie darüber hinaus genau nach Ihren Lebensumständen befragen – nach Ihrem privaten und beruflichen Umfeld und den Faktoren, die möglicherweise einen Tinnitus auslösen können. Denken Sie bitte noch einmal an die oben erwähnten Fragen zur Selbstbeobachtung! Noch besser ist das systematische Arbeiten mit speziellen Tinnitus-Fragebögen. Diese sind von Ärzten entwickelt worden, die sich schon lange mit der Krankheit befassen. Es lohnt sich, einen solchen Fragebogen gemeinsam mit Ihrem Arzt durchzugehen.

Der Hausarzt kann überdies die Funktionstüchtigkeit Ihres Herz- und Kreislaufsystems prüfen. Auch in diesem Bereich gibt es einige mögliche Auslöser für Ohrgeräusche. Eine Blutuntersuchung gestattet weitere diagnostische Möglichkeiten. Dadurch können Risikofaktoren wie z. B. zu „dickes" Blut oder ein zu hoher Cholesterinspiegel abgeklärt werden. Falls Ihr Hausarzt diese Untersuchungen nicht selbst vornehmen kann, wird er Sie an einen Internisten oder einen anderen Facharzt überweisen. Dieser kann nach seinem Ermessen weitere differenzierte Untersuchungen einleiten, etwa ein EKG oder ein Belastungs-EKG, auch eine Lungenfunktionsprüfung, die zu einer gründlichen internistischen Abklärung gehören. Falls alle diese Untersuchungsergebnisse nicht aussagefähig genug sind, zieht man weitere Fachärzte hinzu.

Lassen Sie Risikofaktoren abklären.

Äußerst wichtig ist jedoch, dass während dieser ganzen Zeit, in der man mit der Ursachenfindung Ihres Tinnitus beschäftigt ist, die Behandlung nicht außer Acht gelassen wird.

Fragebogen: Testen Sie Ihre Stressbelastung

Ihre persönliche Stress-Skala	Punkte
Tod des Lebenspartners	100
Trennung/Scheidung vom Lebenspartner	70
Tod eines nahen Verwandten	65
Krankheit oder Unfall	55
Verlust des Arbeitsplatzes	50
Heirat	45
Eintritt in den Ruhestand	45
Krankheit eines Familienangehörigen	45
Schwangerschaft oder Geburt eines Kindes	40
Bedeutende Veränderungen der gesellschaftlichen/privaten Situation	40
Neuer Arbeitsplatz	35
Kredit/Schulden über 20 000 €	30
Ärger mit Familienangehörigen	30
Schuleintritt oder Abschluss	25
Umzug	25
Veränderungen/Ärger am Arbeitsplatz	20
Schulwechsel/Beginn eines Studiums	20
Änderung der sozialen Aktivitäten	20
Kredit/Schulden unter 15 000 €	15
Änderung der Lebensgewohnheiten (neue Diät, Änderung des Schlafrhythmus)	15
Urlaub	12
Feiertage, z. B. Weihnachten	10
Ärger mit Behörden, kleinere Gesetzesübertretungen	10

Auswertung:

Wenn Sie in den vergangenen zwei Jahren über 300 Punkte angesammelt haben, so stecken Sie in einer ernstzunehmenden Lebenskrise, wobei die Chance zu erkranken ebenfalls recht groß ist.

Bis 150 Punkte ist Ihre Situation unbedenklich.

Ab 150 Punkte sollten Sie sich überlegen, was Sie an Ihrem Leben und den Umständen ändern könnten. Mit der Anzahl der Punkte steigt die Wahrscheinlichkeit des Auftretens von stressbedingten Erkrankungen – wie es auch Tinnitus in gewisser Weise ist.

Sollten Sie innerhalb eines Jahres mehr als 200 Punkte ansammeln, können Sie mit großer Wahrscheinlichkeit mit Veränderungen Ihres Gesundheitszustands rechnen, denn zu viele Anforderungen innerhalb eines kurzen Zeitraums können zu Krankheiten führen. Der Körper hat nicht mehr genügend Energiereserven, um sich den ständigen wechselnden Umständen anzupassen, und so kommt es in absehbarer Zeit zu „Einbrüchen“. Natürlich sind nicht alle Veränderungen schlecht. Eine neue Liebe, ein neuer, besserer Job, der mehr Spaß bereitet, können auch positiven Stress – Eustress – vermitteln. Es hängt dabei auch sehr viel von unserer inneren Einstellung den Dingen gegenüber ab. So empfinden wir eine Arbeit, die uns Spass macht, sicherlich nicht als belastend oder gar quälend, obwohl sie uns in vielerlei Hinsicht sehr viel abverlangen mag.

„Ich bleibe ein Risikofall“

Ich habe seit zwei Monaten Tinnitus. Nach einem Discobesuch war mein rechtes Ohr plötzlich wie betäubt, und ich hörte deutlich schlechter. Außerdem hörte ich einen starken hohen Pfeifton auf diesem Ohr. Ich wusste, das war ein Hörsturz. Schon zwei Monate zuvor hatte ich einen Hörsturz auf dem linken Ohr erlitten – ebenfalls nach einem Besuch in der Disco. Damals suchte ich gleich am nächsten Morgen meinen Hausarzt auf, der sofort wusste, worum es ging. Er gab mir eine Spritze mit einem Mittel zur Steigerung der Durchblutung. Eine mangelnde Durchblutung sei die Ursache meiner Erkrankung, sagte er. Die Spritze hatte eine tolle Wirkung. Das taube Gefühl und das Ohrgeräusch verschwanden danach sofort und dauerhaft.

Nach dem zweiten Hörsturz schlug mein Hausarzt eine Infusionsbehandlung vor. Ich erhielt zehn Infusionen, die mir täglich verabreicht wurden. Das Gefühl der Betäubtheit verschwand allmählich, doch der Pfeifton blieb unverändert bestehen. Wenn ich in einer belebten Umgebung war, konnte ich das Pfeifen recht gut ertragen, doch in der Stille belastete mich das sehr.

Beim Hausarzt schlug ich dann selbst die Konsultation eines HNO-Facharztes vor. Der HNO-Arzt empfahl eine Computertomografie unter Gabe eines Kontrastmittels. Diese Untersuchung wurde in einer radiologischen Praxis durchgeführt und ergab den Verdacht auf einen Tumor im Bereich des Hörnervs. Um die Sache genauer abzuklären, wurde ich an eine Spezialklinik überwiesen. Dort erhielt ich dann wenigstens die Gewissheit, dass es sich nicht um etwas Bösartiges, sondern um eine Geschwulst im Bereich des Hörnervs handelte, die in bestimmten Situationen anschwillt und dabei auf den Nerv drückt. Ich müsste, so sagte man mir, immer mal wieder mit Beschwerden wie Ohrensausen und Hörschwäche rechnen. Ich sei gewissermaßen vorbelastet. Von einer Operation riet man mir ab.

Durch Zufall stieß ich auf die hyperbare Sauerstofftherapie. Ehe die Therapie begann, musste ich beim Hausarzt noch einige Untersuchungen durchführen lassen, unter anderem ein EKG und eine Lungenfunktionsprüfung.

Dann trat ich meine erste Kammerfahrt im Zentrum für hyperbare Sauerstofftherapie an. Ich vertrug den Überdruck gut und hatte keine Probleme mit dem Druckausgleich. Doch nach der ersten Sitzung verschlechterte sich mein Ohrgeräusch; das Pfeifen wurde noch schlimmer. Aber nach der vierten oder fünften Fahrt, die ich absolvierte, verspürte ich eine allmähliche Besserung. Der Pfeifton wurde zwar nach jeder Kammerfahrt etwas stärker, aber nach dieser Verschlimmerung ließ er immer deutlich nach und wurde besser als vor der Sitzung.

Das ging stufenweise vor sich. Der Ton ließ von der Intensität her jedes Mal nach und pendelte sich auf einem immer besser zu ertragenden Niveau ein. Nach der siebten oder achten Sitzung verspürte ich eine deutliche Verbesserung. So fand das Zwischengespräch mit dem behandelnden Arzt früher als vorgesehen statt. Sonst wartet man im Zentrum das Ergebnis von zehn Kammerfahrten ab. Wir beschlossen weiterzumachen, um ein noch besseres Ergebnis zu erzielen. Jetzt habe ich meine elfte Fahrt hinter mir, und es geht mir viel besser. Der hohe lästige Pfeifton hat sich in ein viel leichter erträgliches Rauschen verwandelt.

Was meine Lebensführung angeht, habe ich mich umstellen müssen. Mein Arzt hat mir dringend nahegelegt, mich von Alkohol und vom Rauchen zu verabschieden. Das ist für mich schon ein Verlust an Lebensqualität. Doch am schwersten fällt es mir, nicht mehr so unbefangen in die Disco gehen zu können. Dass bei mir der Faktor Lärm der Auslöser der Erkrankung war, ist mir klar. Mir ist auch klar, dass ich mich in Zukunft vor Lärm schützen muss. Bei meinen Ohrgeräuschen hoffe ich natürlich auf eine weitere Besserung. Eine sehr gute Sache war die Untersuchung mit dem Computertomografen. Ohne diese Technik wüsste ich bis heute nicht, dass ich so eine Art Geschwulst habe und damit zeitlebens ein Risikofall bleibe, was Ohrgeräusche angeht.

Rainer F., 22, Student in Ludwigsburg

Der Orthopäde

Unter den Fachärzten, die Sie konsultieren sollten, hat der Orthopäde Priorität, da Schäden an der Wirbelsäule der Häufigkeit nach einen hohen Stellenwert bei den Ursachen des Tinnitus haben. Der Orthopäde wird sich insbesondere mit der Halswirbelsäule befassen und sie hinsichtlich möglicher Blockaden (Fehlstellungen der Wirbelkörper) untersuchen. Außerdem wird er prüfen, wie verspannt die Muskulatur des Nacken- und Schultergürtelbereichs ist. Um degenerative Prozesse, Abnutzungserscheinungen, Fehlstellungen der Wirbel oder Verknöcherungen abzuklären, wird er, wenn nötig, eine Röntgenuntersuchung der Wirbelsäule vornehmen. Dies ist auch für die Art der späteren Therapie wichtig.

Der Orthopäde kann Schäden an der Halswirbelsäule und Fehlstellungen untersuchen.

Der Orthopäde kann Ihnen auch einige therapeutische Vorschläge unterbreiten, entweder eine Bewegungstherapie oder Krankengymnastik oder eine manuelle Therapie, auch Chirotherapie genannt. Vielleicht kann er diese bei Ihnen sogar selbst durchführen.

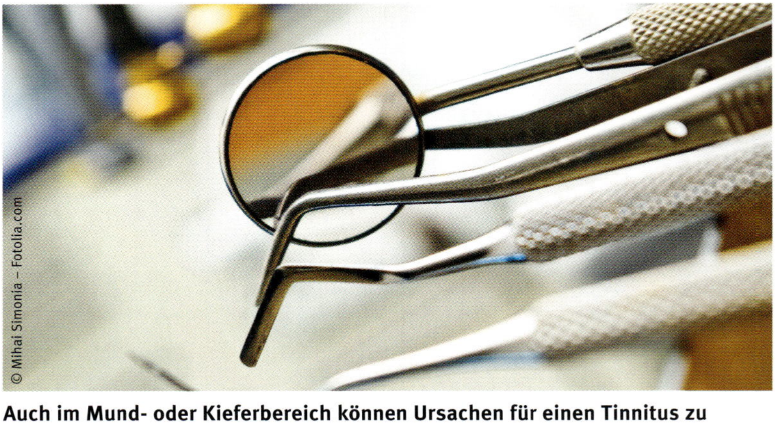

Auch im Mund- oder Kieferbereich können Ursachen für einen Tinnitus zu finden sein. Eine zahnärztliche Untersuchung gehört daher zur Diagnostik.

Der Neurologe

Als weiterer Facharzt sollte ein Neurologe hinzugezogen werden, denn auch rein nervlich bedingte Störungen können Tinnitus auslösen. Dem Entstehen von Tinnitus liegen bekanntlich Funktionsstörungen der Sinneszellen im Bereich der Hörbahn zugrunde. Die Hörbahn besteht zum großen Teil aus Nervenfasern und schließt auch einige Bereiche des Gehirns mit ein. Der Neurologe kann Sie untersuchen, um die Lokalisation der eingetretenen Störung zu bestimmen. Auch einige Erkrankungen des Nervensystems selbst können bekanntlich Tinnitus auslösen. Hierzu gehört auch das Akustikusneurinom (siehe S. 43).

Der Zahnarzt

Wann waren Sie das letzte Mal beim Zahnarzt? Wenn dies schon einige Zeit zurückliegt, sollten Sie es umgehend nachholen. Beim Tinnitus kann die Ursache auch im Bereich der Zähne oder der Kiefer liegen. Bei Bedarf wird noch ein Kieferorthopäde hinzugezogen; denn auch Veränderungen im Bereich des Kiefers oder der Kiefergelenke können zu Tinnitus führen.

Bei einem derart komplexen Krankheitsbild wie Tinnitus sollte man alle Register ziehen. Stress etwa spielt eine zentrale Rolle, ist aber in seinen Auswirkungen auf den Betroffenen schwierig zu beurteilen. Sprechen Sie eine Person an, die Sie kennt und die Sie kritisch-objektiv beurteilen kann und manches mit anderen Augen sieht. Wenn Sie beispielsweise ein Workaholic sind, werden Sie bestimmt nicht einräumen wollen, unter großem Stress zu leiden, während Sie Ihrer Lieblingsbeschäftigung, der Arbeit, nachgehen. Aber so kann es tatsächlich sein – mit allen Folgen für Ihren Tinnitus. Das zu realisieren, dabei hilft Ihnen vielleicht ein Außenstehender.

Skalpell oder Sauerstoff? – Gut ist, was nützt

Gegen Tinnitus gibt es kein Allheilmittel, denn er ist ein sehr subjektiv geprägtes Phänomen. Das will auch bei der Therapie bedacht sein, die individuell auf Ihre Bedürfnisse abgestimmt sein muss. In diesem Kapitel werden wir diejenigen Therapien vorstellen, die sich bei der Behandlung von Tinnitus bewährt haben. Das können solche aus der Schulmedizin sein, aber auch Alternativen, denn die komplexe Erkrankung wird vom naturwissenschaftlichen Ansatz allein nicht beherrscht.

Wie eine Therapie bei Ihnen speziell wirkt, kann niemand voraussehen. Es gibt mittlerweile sehr viele Methoden, die bei der Behandlung Anwendung finden, doch es gibt keine, die für sich beanspruchen könnte, die wirksamste oder beste zu sein. Was dem einen Patienten hilft, ist beim anderen völlig wirkungslos.

Auch viele alternative Heilmethoden können manchen Patienten helfen.

Viele therapeutische Verfahren der sogenannten alternativen Heilmethoden sind zwar von eingefleischten Schulmedizinern mit dem negativen Attribut „nicht wissenschaftlich anerkannt" versehen worden, aber wie die Erfahrung zeigt, können sie manchen Patienten helfen. Leider liegen für diese Therapien keine allgemeinen Studienergebnisse vor, denn es gibt im Vergleich zur Schulmedizin nur wenige Ärzte, die diese Therapien anwenden, und damit auch weniger Patienten, auf denen solche Studien basieren könnten. Hier spielt auch die Kostenfrage eine Rolle.

Da diese Methoden zum Teil noch nicht als wissenschaftlich anerkannt gelten, sind die Krankenkassen nicht ohne Weiteres bereit, die Behandlungskosten in voller Höhe zu tragen.

Immerhin gibt es in der Medizin seit jüngerer Zeit einen Trend, Schulmedizin und alternative Methoden nicht mehr in einem unversöhnlichen Gegensatz zu sehen, sondern in ganzheitlichen Ansätzen zu denken. Wenn das synthetische Medikament oder das Skalpell des Chirurgen hilft, ist es gut. Wenn die homöopathische Dosierung oder ein natürlicher Pflanzenextrakt wirkt, ist es auch gut. Oder wie es der renommierte Schulmediziner U. Eysholdt von der HNO-Klinik Erlangen ausdrückt: „Alternativmedizin rechtfertigt sich durch den Erfolg, und die Schulmedizin sollte nicht zu eitel sein, diesen anzuerkennen, so er vorhanden ist."

Nehmen Sie als persönliche Richtschnur: Gut ist, was nützt. Lesen Sie die Therapievorschläge so unbefangen wie möglich. Entscheiden Sie ohne Vorurteil, welche Therapie für Sie am ehesten in Frage kommt.

Entscheiden Sie ohne Vorurteil, welche Therapie für Sie am ehesten in Frage kommt.

Die richtige Therapie für sich selbst zu finden, ist aber nicht einfach. Konsultieren Sie Ihren Arzt! Es gibt auch viele Verbände, die Ihnen gerne die Adressen erfahrener Therapeuten für bestimmte Behandlungsmethoden zusenden. Tauschen Sie Erfahrungen in Selbsthilfegruppen aus! Adressen und weitere Informationen finden Sie im Serviceteil am Ende dieses Buches.

In jedem Fall muss bei Tinnitus in drei Schritten vorgegangen werden:

- eingehendes Arztgespräch, Befragung nach möglichen Ursachen oder auslösenden Faktoren, Information über Tinnitus,
- HNO-Untersuchung, allgemeine Untersuchung, Blutanalyse,
- Therapie.

Im Folgenden werden die Therapien des akuten Tinnitus beschrieben und anschließend Möglichkeiten zur Behandlung des wesentlich komplexeren chronischen Tinnitus vorgestellt.

Akuter Tinnitus – schon 24 Stunden zählen

Wir erinnern uns: Jedes Jahr erkranken allein in Deutschland rund 300 000 Menschen an Tinnitus. Bei diesem akuten oder frischen Tinnitus ist es sehr wichtig, die Ersttherapie so gezielt und wirksam wie möglich zu gestalten. Man spricht vom akuten Tinnitus, sofern die Ohrgeräusche nicht länger als drei Monate (nach Meinung mancher Experten sogar bis sechs Monate) andauern.

Die zentrale Frage für Sie ist zunächst, wie lange Ihr Tinnitus schon besteht. Je schneller Sie nämlich beim akuten Auftreten Ihres Ohrgeräusches mit der Therapie beginnen, desto größer sind die Aussichten auf eine Besserung oder gar Heilung. Bei der Behandlung akuter Ohrgeräusche gibt es Therapien, die sich erfahrungsgemäß besonders bewährt haben. Bei der Wahl der Therapie kommen noch andere Faktoren hinzu, etwa die psychische Belastung, die sich als Ihr persönlicher Leidensdruck äußert. Sie werden sicherlich auch abwägen, welche Folgen oder Nebenwirkungen eine Therapie nach sich ziehen kann.

Das Wichtigste beim akuten Tinnitus ist, so schnell wie möglich zu handeln.

Die Durchblutung verbessern

Grundsätzlich hat es sich als erfolgreich erwiesen, jeden Tinnitus in seiner akuten Phase wie eine Durchblutungsstörung zu behandeln, vor allem, wenn noch ein plötzlicher Gehörverlust (Hörsturz) mit einhergeht. Doch Tinnitus kann auch der Vorbote eines Gehörsturzes sein. Noch ein Grund mehr, rasch zu handeln. Wie bereits erläutert wurde, nimmt man als physiologische Grundlage der Ohrgeräusche eine Störung der Funktion der Sinneszellen des Innenohrs an. Als Ursache eines Hörsturzes gilt eine Durchblutungsstörung im Bereich des Innenohrs. Beide Ursachen führen zu einer Einschränkung der Zufuhr an Nährstoffen und Sauerstoff, die die Zellen über das Blut erhalten. Also kann es nur sinnvoll sein, die Durchblutung zu verbessern.

Nur wenn die durchblutungsfördernde Therapie äußerst rasch, möglichst in den ersten 24 Stunden, eingeleitet wird, sind die durch die Minderversorgung entstandenen Schäden an den Zellen noch reparabel. Durch eine gezielte Therapie ist es möglich, in dieser Phase den fehlgesteuerten Stoffwechsel der Zellen schnell und günstig zu beeinflussen, bevor die Fehlsteuerung sich festsetzt und zu unumkehrbaren Schäden führt.

Bei einem frühen Behandlungsbeginn liegen die Erfolgschancen bei bis zu 80 %. Unter diesen stolzen Prozentsatz fallen jedoch auch die spontanen Heilungen, die immerhin bis zu 65 % betragen können. Doch überlassen Sie bitte nichts dem Zufall! Die Behandlung kann ambulant oder stationär erfolgen.

Neben einem eingehenden Arztgespräch und einer HNO-Untersuchung, um z. B. eine akute Mittelohrentzündung auszuschließen, erfolgen noch eine gründliche körperliche Untersuchung sowie eine Blutanalyse. Dabei sind neben dem Wert des Hämoglobins (roter Blutfarbstoff) auch diejenigen Werte wichtig, die Auskunft über die Fließfähigkeit des Blutes geben. Zu dickes Blut ist ein Risikofaktor: Es fließt schwerer durch die Adern als dünneres Blut und behindert schon allein aufgrund seiner Beschaffenheit eine gute Durchblutung.

Zu dickes Blut ist ein Risikofaktor, denn es behindert eine gute Durchblutung.

Infusionstherapie

Am besten und zuverlässigsten als Ersttherapie hat sich eine Infusionstherapie bewährt. Ein absolutes Muss ist sie für diejenigen Patienten, die neben den Ohrgeräuschen einen Hörverlust erlitten haben, bei denen der Blutdruck erhöht ist und deren Blut zu dick ist. Wenn möglich, sollten Sie sich bei dieser Therapie für die stationäre Behandlung in einer Klinik entscheiden. Zwar geht man ungern ins Krankenhaus, aber bedenken Sie, dass ein stationärer Aufenthalt gerade in Ihrer Situation auch seine Vorteile hat: Sie sind rund um die Uhr unter Beobachtung und können auch rund um die Uhr behandelt werden. Manche Patienten zeigen auf gewisse Infusionszusätze allergische Reaktionen, die dann sofort in der Klinik behandelt werden können. Und was noch sehr wichtig ist: Sie haben Ruhe. Erstens sind Sie fern vom Alltagsstress, und zweitens haben Sie die Gewissheit, dass sich jemand um Sie kümmert. Auch dieses Gefühl der Sicherheit macht Sie ruhig. Sie wissen, dass Sie das Möglichste für Ihre Gesundheit tun.

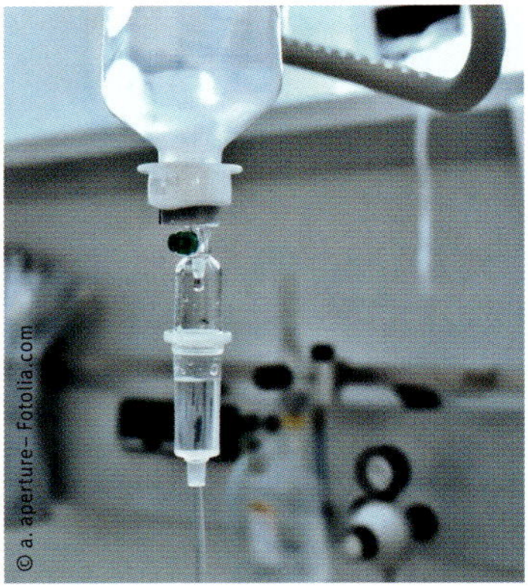

Beim akuten Tinnitus ist eine durchblutungsfördernde Infusionstherapie Mittel der ersten Wahl.

Die Infusionstherapie kann natürlich auch ein geübter Allgemeinarzt oder Internist ambulant durchführen. Sie müssen sich dann täglich, wenn nötig auch zweimal am Tag, in seine Praxis begeben, um die Infusionen zu erhalten. Darüber hinaus können Sie noch ein Mittel zur Förderung der Durchblutung in Tablettenform mitbekommen. Diese Therapie wird bei Patienten in Erwägung gezogen, deren Blutdruck nicht erhöht ist, deren Blut nicht zu dick ist, die keinen Hörverlust erlitten haben und einen allgemein stabilen Eindruck machen.

Doch bedenken Sie auch den Aufwand für eine ambulante Behandlung in der Praxis! Die Fahrten sind mit zusätzlicher Belastung verbunden und bedeuten zusätzlichen Stress für Sie in Ihrem ohnehin schon gesundheitlich angeschlagenen Zustand.

Die Infusionen bekommen Sie täglich über einen Zeitraum von etwa zwei Wochen. Meistens erhalten Sie bis zu zehn Infusionsbehandlungen. Bei einigen Patienten ist der Behandlungserfolg jedoch schon nach weniger Infusionen so zufriedenstellend, dass auf eine Weiterbehandlung verzichtet wird. Das muss natürlich im Einvernehmen mit dem behandelnden Arzt geschehen. Im Allgemeinen gilt als Ziel der Therapie eine völlige Beschwerdefreiheit.

Die Infusionen bestehen aus Mitteln, die die Fließfähigkeit des Blutes verbessern. Die Grundsubstanz bilden ein sogenannter Plasma-Expander (z.B. niedermolekulares Dextran oder Hydroxyäthylstärke) und ein medikamentöser Infusionszusatz (z.B. Pentoxifyllin, Naftidrofuryl). Jeder Arzt und jede Klinik bevorzugen meist ein bestimmtes Mittel, mit dem sie die besten Ergebnisse erzielt haben. Es gibt Mittel auf chemischer Basis; aber auch durch den Zusatz eines pflanzlichen Extrakts, nämlich von Ginkgo biloba, sind schon gute Erfolge verzeichnet worden.

Manchmal verändert sich bereits während der Infusionsbehandlung die Qualität der Ohrgeräusche.

Es kann sein, dass Sie schon nach den ersten Infusionen eine Besserung verspüren. Manche Patienten merken bereits während der Infusionsbehandlung, wie sich die Qualität ihrer Ohrgeräusche verändert. Das kann nach der Behandlung allerdings wieder verschwinden. Aber schon diese durch die Therapie hervorgerufene Veränderung der Tonqualität – auch wenn die Ohrgeräusche vorübergehend schlimmer werden – ist als positive Reaktion auf die Behandlung zu werten.

Wenn Sie nach den ersten Infusionen absolut keinen therapeutischen Effekt bei sich feststellen können, empfiehlt es sich, die Infusionsbehandlung trotzdem fortzusetzen. Vielleicht sollte dann der Infusionszusatz geändert werden. Sprechen Sie das mit Ihrem Arzt ab.

Nicht jeder Mensch spricht auf die gleichen Mittel an. Erwarten Sie keine Wunder, aber verlieren Sie auch nicht Ihre Zuversicht. Fahren Sie mit der Behandlung fort, unterstützen Sie den Arzt auch dabei, Ihre Erkrankung diagnostisch weiter einzukreisen.

Weitere Möglichkeiten

Die Medizin hat zudem noch weitere Möglichkeiten: Die hyperbare Sauerstofftherapie (HBO) ist inzwischen bei der Behandlung des akuten Tinnitus zum Mittel der Wahl geworden. Alles Wissenswerte über die Sauerstofftherapie finden Sie ab Seite 98.

Der chronische Tinnitus – auch hier zählt der Faktor Zeit

Von ganz anderer Art als der akute Tinnitus ist der chronische Tinnitus. Er ist leider nach wie vor das große therapeutische Problem für die Medizin, aber auch hier gilt:

> Die Chancen einer Linderung des Leidens werden umso geringer, je mehr Zeit zwischen dem ersten Auftreten der Ohrgeräusche und dem Therapiebeginn verstrichen ist.

Da der chronische Tinnitus so komplex ist, werden wir den unterschiedlichen Therapieformen im Folgenden sehr viel Platz einräumen und auch Randbereiche streifen. Wie schon gesagt: Gut ist, was nützt. Wir informieren über:

- die Säulen der Schulmedizin mit medikamentöser, operativer und physikalischer Therapie sowie weitere Therapien, die ebenfalls von der Schulmedizin anerkannt sind, wie Neuraltherapie oder Chirotherapie,
- die Möglichkeiten der alternativen Medizin, beispielsweise Sauerstofftherapie oder Akupunktur,
- psychotherapeutische Methoden und Entspannungsverfahren.

Häufigkeit der einzelnen Therapien bei Tinnitus

durchblutungsfördernde Mittel	79 %
Infusionen, stationär	44 %
Chirotherapie	42 %
Infusionen, ambulant	39 %
Selbsthilfe, autogenes Training, Yoga	30 %
Antidepressiva, Beruhigungsmittel	30 %
Vitamin- und/oder Magnesiumgabe	27 %
Akupunktur	26 %
Neuraltherapie	23 %
Homöopathie	19 %
Stellatumblockade	15 %
Psychotherapie	13 %
andere Methoden	10 %

Die Angaben stammen von der Deutschen Tinnitus-Liga, die eine entsprechende Umfrage unter Patienten durchführte. Die Prozentzahlen besagen, wie viele Patienten von 100 die jeweilige Therapie nutzen, wobei natürlich Mehrfachnennungen möglich waren.

Medikamentöse Therapie

Bei dieser Therapieform werden sowohl die durchblutungsfördernden Mittel, die wir schon vom akuten Tinnitus her kennen, als auch eine Reihe anderer Arzneimittel verwendet. Dazu gehören:

- Antiarrhythmika,
- Antikonvulsiva,

- Calciumantagonisten,
- Antidepressiva und Tranquilizer,
- Glutamat.

Ganz allgemein ist das Ziel der medikamentösen Therapie, die ohrgeräuschauslösende Funktionsstörung im Bereich des Hörsystems zu beseitigen. Die Auswahl der Medikamente ist noch recht gering, da bis jetzt sehr wenige Mittel bekannt sind, die selektiv im Ohr wirksam sind.

Durchblutungsfördernde Mittel

Beim chronischen Tinnitus werden die durchblutungsfördernden Medikamente in Form der Infusionstherapie verabreicht, können aber auch eingenommen werden. Ihr Einsatz ist zu erwägen

- bei nicht allzu weitem Zurückliegen des Erkrankungsbeginns,
- als unterstützende Maßnahme zu anderen Behandlungsformen,
- bei einer Therapiedauer von mehr als vier Wochen,
- in Kombination mit einem anderen Präparat, das nicht den gleichen Wirkungsmechanismus hat.

Bei einem Tinnitus, der schon länger als drei bis sechs Monate besteht, liegen die Chancen, mit durchblutungsfördernden Mitteln eine Besserung zu erzielen, längst nicht so hoch wie bei einem frischen Tinnitus.

Außer den durchblutungsfördernden Mitteln ist heute eine Reihe anderer Medikamente bekannt, die sich bei der Behandlung von Ohrgeräuschen bewährt haben. Ursprünglich wurden alle gegen ganz andere Krankheiten entwickelt, ehe sich in Praxis und Forschung herausstellte, dass sie auch gegen Tinnitus eingesetzt werden können. Da die Medizin weiß, dass der Entstehung des Tinnitus Störungen der Verteilung der elektrischen Ladungen an den Nervenzellen zugrunde liegen, setzt man in der Therapie solche Medikamente ein, die auf diese Potentiale an den Zellmembranen wirken. Das funktioniert so: Jede Zelle hat an ihrer Außen- und Innenseite elektrische Ladungen. Sie braucht diese, um normal zu funktionieren, damit ihr Stoffwechsel ungestört ablaufen kann. Wird das Gleichgewicht dieser Ladungen gestört, wird auch die Funktion der Zelle gestört. Dies finden wir nicht nur im Bereich des Ohres beim Tinnitus vor. Auch eine ganze Reihe anderer Störungen im Bereich anderer Organe verläuft nach dem gleichen Prinzip, so etwa die Rhythmusstörungen des Herzens. Unter diesem Aspekt ist es nicht weiter verwunderlich, dass die Medikamente zur Linderung der Tinnitus-Beschwerden primär gegen Funktionsstörungen anderer Organe entwickelt wurden.

Es sind heute eine Reihe von Medikamenten bekannt, die sich bei der Behandlung von Ohrgeräuschen bewährt haben.

Antiarrhythmika

Vor der Therapie mit Antiarrhythmika (und Antikonvulsiva) wird üblicherweise ein sogenannter Lidocain-Test durchgeführt, um festzustellen, ob und wie der Patient auf diese Medikamente anspricht. Da es bei diesem Test zu erheblichen Nebenwirkungen kommen kann, wird er nur in der Klinik unter ständiger ärztlicher Aufsicht durchgeführt.

Verspürt der Patient während oder nach einer Infusion unter Zusatz von Lidocain eine Veränderung seiner Ohrgeräusche, so ist eine Therapie mit den angeführten Mitteln als sinnvoll anzusehen. Rund 60 % der Patienten mit chronischen Ohrgeräuschen unbekannter Ursache reagieren positiv auf diesen Test.

Bei den Patienten, die eine solche positive Reaktion auf Lidocain gezeigt haben, kommt ein Therapieversuch mit den entsprechenden Mitteln in Frage. Da diese Therapie mit nicht unerheblichen Nebenwirkungen verbunden ist, wird der Arzt die Verordnung immer sorgfältig abwägen. Wenn der Leidensdruck eines Patienten relativ groß ist, wird er meist einverstanden sein, diese Nebenwirkungen in Kauf zu nehmen. Hier gilt es, Nutzen und Risiko gegeneinander abzuwägen.

Der gebräuchlichste Wirkstoff aus der Gruppe der Antiarrhythmika ist Tocainid. Es ist von seiner Zusammensetzung her dem Lidocain sehr ähnlich. Lidocain ist ein lokalanästhetisch wirksames Mittel, das aber auch die Erregbarkeit des Herzens dämpft, gegen Herzrhythmusstörungen wirkt und die Herzschlagfolge verlangsamt. Es wirkt, indem es einen stabilisierenden Einfluss auf die Zellmembran hat, und zwar im Sinne einer Dämpfung der Erregungsübertragung. Tocainid wird in Tablettenform verabreicht.

Die Therapie mit Antiarrhythmika ist mit erheblichen Nebenwirkungen verbunden.

Leider ist diese Therapie nur bei sehr wenigen Patienten wirksam (ca. 2 %). Zur Besserung des Tinnitus müssen über längere Zeit hinweg sehr hohe Dosen eingenommen werden, die jedoch nur von einer kleinen Zahl von Patienten vertragen wird.

Antikonvulsiva

Diese Gruppe von Medikamenten wirkt ebenfalls stabilisierend auf die Membran der Zellen und mindert so die Erregbarkeit der Nervenbahnen bei der Reizübertragung. In erster Linie finden diese Medikamente Anwendung bei der Behandlung von Epilepsie (Anfallserkrankungen) und von Entzugserscheinungen bei Alkohol- oder Drogenentzug. Wegen ihrer Nebenwirkungen sollte die Einnahme wohlbedacht sein.

Diese Medikamente haben sich besonders bei der Behandlung von objektivem Tinnitus, der durch unwillkürliche Kontraktionen der Gaumenmuskulatur verursacht ist, bewährt. Der gebräuchlichste Wirkstoff ist hier Carbamazepin. Es wird ebenfalls in Form von Tabletten verabreicht.

Calciumantagonisten

Diese Gruppe von Medikamenten hemmt den Einstrom von Calcium in die Zellen. Sie werden bei der Behandlung von verschiedenen Herzerkrankungen wie der koronaren Herzkrankheit oder auch bei erhöhtem Blutdruck angewendet. Da die Funktion der Sinneszellen unter anderem auch calciumabhängig ist, werden Calciumantagonisten bei der Behandlung von Tinnitus mit dem Ziel eingesetzt, den fehlgesteuerten Calciumeinstrom in die Zellen zu normalisieren. Wegen ihrer geringen Nebenwirkungen sind sie bei Tinnitus ein Mittel der Wahl. Am häufigsten werden die Wirkstoffe Flunarizin bzw. Sibelium und Nimodipin verordnet.

Antidepressiva und Tranquillizer

Diese Mittel, die in erster Linie zur Behandlung von Depressionen, Verstimmungszuständen und Unruhezuständen angewendet werden, können das subjektive Empfinden des Tinnitus dämpfen. Es wird angenommen, dass der therapeutische Effekt auf einer allgemein dämpfenden Wirkung beruht, wie auch auf der Hemmung einiger Faktoren, die Tinnitus verstärken können.

Vorsicht: Bei manchen Mitteln besteht die Gefahr der Gewöhnung und Abhängigkeit! Beim Absetzen der Mittel kann aber Tinnitus wieder verstärkt auftreten.

Glutamat

Hierbei handelt es sich um einen Neurotransmitter, also ein Mittel, das die Reizübertragung im Bereich der Nervenbahnen fördert. Man vermutet, dass es durch die Gabe von Glutamat zur Unterdrückung einer bestehenden krankhaften Spontanaktivität im Bereich der Hörbahn kommt. Glutamat wird in Form von Infusionen in speziell für eine solche Behandlung eingerichteten Kliniken verabreicht, wo die Wirksamkeit noch erprobt wird. An dieser Stelle sei noch einmal erwähnt, dass bestimmte Medikamente und Wirkstoffe auch Tinnitus verursachen können! In solchen Fällen gilt es, sie wegzulassen oder nach Rücksprache mit dem Arzt durch andere Arzneimittel zu ersetzen.

Operative Therapie

Chirurgische Eingriffe sollten nur bei einigen schweren Erkrankungen, die mit Tinnitus einhergehen, vorgenommen werden. Sie müssen sehr gut überlegt sein, da der therapeutische Erfolg nicht vorhersagbar ist. Bei einigen seltenen Erkrankungen, die einen objektiven Tinnitus auslösen können, ist die Operation allerdings die Therapie der ersten Wahl. So ist sie die einzige Möglichkeit, um Gefäßanomalien oder ein bestehendes Akustikusneurinom (siehe S. 43) zu beseitigen. Bei der Otosklerose (siehe S. 46) kommt ebenfalls eine operative Therapie in Frage.

Implantate

Für Tinnitus-Patienten, deren Gehör völlig ausgefallen ist, bietet sich ein sogenanntes Cochlea-Implantat an (Cochlea: Schnecke des Innenohrs). Das Implantat wurde bei ertaubten Patienten zur Wiederherstellung des Gehörs verwendet. Dabei stellte man fest, dass dadurch auch Ohrgeräusche gemildert werden können. Das Implantat wird im Bereich des Innenohrs angebracht. Es sendet dort elektrische Impulse aus, die die Empfindlichkeit für die bestehenden Ohrgeräusche herabsetzen sollen. Nach US-amerikanischen Studien konnten in 74 % der Fälle bestehende Ohrgeräusche auf diese Weise gelindert werden.

Dass die Ohrgeräusche durch ein Implantat für immer verschwinden, kann niemand garantieren.

Doch diese Operation kommt wie gesagt nur bei Patienten in Frage, deren Gehör völlig ausgefallen ist. Bei Tinnitus-Patienten, die noch gut hören, würde das Implantat das Restgehör zerstören und zur Ertaubung führen. Dass die Ohrgeräusche durch das Implantat aber für immer verschwinden, kann niemand garantieren. Es sind Fälle bekannt, in denen erst nach der Implantation Ohrgeräusche auftraten.

Deshalb ist ein solcher Eingriff im jeweiligen Fall immer genauestens abzuwägen. Der Erfolg ist nicht garantiert. Hier gilt es, die weitere Forschung und Entwicklung zu verfolgen.

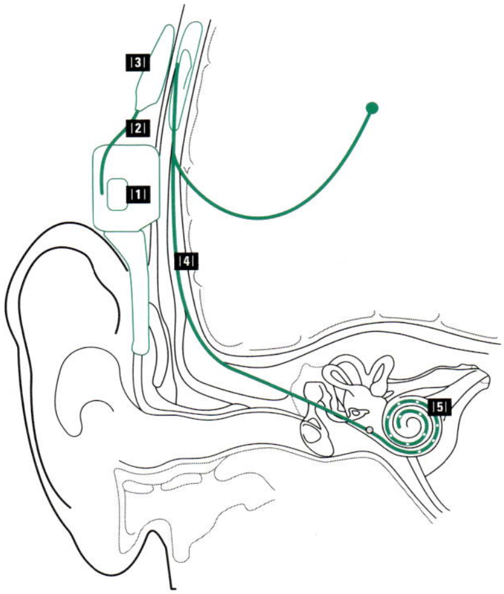

Die Bestandteile des Cochlea-Implantats sind: (1) Mikrofon, (2) Kabel, (3) Spule, (4) Elektrode, (5) Cochlea.

Wenn es am Kiefer liegt

Eine sogenannte stomatognathologische Behandlung kommt für Sie in Frage, wenn bei einer kieferorthopädischen Untersuchung Veränderungen im Bereich der Kiefergelenke oder des Kieferbewegungsapparats festgestellt wurden. Wie im vorigen Kapitel erwähnt, ziehen solche Veränderungen nicht selten auch Tinnitus nach sich. Durch eine spezielle Behandlung im Kieferbereich können Verspannungen der Kaumuskulatur und Bewegungsstörungen im Kiefergelenk und damit auch der Tinnitus deutlich gebessert werden.

Physikalische Therapie: Hörgeräte

Ein großer Teil der physikalischen Therapie des Tinnitus macht sich die „Maskierung“ zunutze: Hier wird das physikalische Phänomen genutzt, einen Ton durch einen anderen, ähnlichen Ton zu verdecken. Der zu verdeckende Ton (Tinnitus) besteht zwar immer noch, aber er wird in vermindertem Maße wahrgenommen.

Dieses Verdeckungseffekts wird sich ein Betroffener auch bewusst, wenn er bedenkt, dass er seinen Tinnitus in einer Umgebung mit ständiger Geräuschkulisse als weniger störend empfindet als in völliger Stille. Das wird als Tinnitus-Maskierung durch Umweltgeräusche

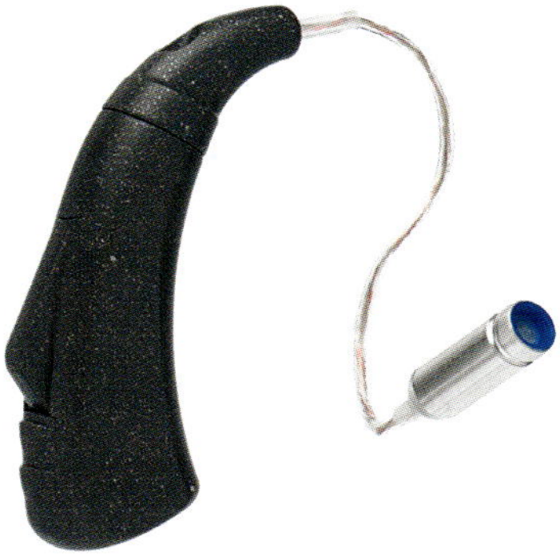

Die Abbildung zeigt ein aktuelles Hinter-dem-Ohr-Hörgerät.

bezeichnet. Oft genügt es für den vom Tinnitus Geplagten, für permanente Umgebungsgeräusche zu sorgen (etwa Radio oder Fernsehgerät laufen zu lassen), um die Ohrgeräusche deutlich zu mindern. Manche Patienten stellen ihr Radio bewusst unscharf ein, denn sie empfinden das Rauschen als hilfreich und nutzen es zur Verdeckung des Tinnitus. Die Verdeckung des Tinnitus kann außer durch Umweltgeräusche auch durch Hörgeräte, sogenannte Tinnitus-Masker oder Tinnitus-Instrumente, erreicht werden.

> Bei fast 80 % der Betroffenen geht der Tinnitus mit Schwerhörigkeit einher. Durch das Hörgerät wird die natürliche Geräuschkulisse verstärkt. Bei sehr vielen Patienten genügt schon das allein, um den Tinnitus in den Hintergrund treten zu lassen.

Machen Sie von der Möglichkeit Gebrauch, das Hörgerät eine Zeitlang zu testen.

Das Hörgerät sollte von einem speziell dafür geschulten Fachmann angepasst werden, und die Verträglichkeit wie auch der Nutzen sollten ausreichend erprobt werden. Machen Sie also von dem Service Gebrauch, das Hörgerät eine Zeitlang zu testen. Moderne Hörgeräte sind wahre Wunderwerke der Technik. Sie nehmen akustische Signale auf, verwandeln sie in elektrische Energie, verstärken diese und setzen sie wieder um in Schall. Durch die konsequente Nutzung der Mikroelektronik und die Verwendung immer kleinerer Bauteile ist es gelungen, Hörgeräte zu bauen, die so klein sind, dass sie ganz unauffällig in der Ohrmuschel Platz haben: das sogenannte Im-Ohr-Gerät.

Tinnitus-Masker

Ein Tinnitus-Masker ist eine Art Hörgerät, das selbst ein Rauschen erzeugt und somit den Tinnitus verdeckt. Es sieht aus wie ein Hörgerät, das hinter dem Ohr getragen wird, ein sogenanntes Hinter-dem-Ohr-Gerät, abgekürzt HdO-Gerät, oder auch ein Im-Ohr-Gerät. Das erzeugte Rauschen ist von unterschiedlicher Bandbreite (bezogen auf die Tonqualität) und Lautstärke. Beides kann der Anwender selbst regeln: Er kann das künstliche Rauschen lauter oder leiser einstellen oder auch abstellen. Diesen „Tinnitus" hat er also unter Kontrolle. Ein solcher Masker hat sich als sehr vorteilhaft bei Patienten mit Einschlafstörungen gezeigt.

Bei der Erstanpassung sollte das Gerät einige Zeit zur Probe getragen werden, um zu sehen, wie man überhaupt damit zurechtkommt. Dabei sollten Sie es in verschiedenen Situationen tragen, um den effektiven Nutzen beurteilen zu können. Erst danach sollte die reguläre Verordnung eines solchen Maskers erfolgen.

Tinnitus-Instrument

Dies ist die Kombination eines Hörgeräts und eines Tinnitus-Maskers. Für Patienten, bei denen ein Hörgerät allein nicht ausreicht, um den Tinnitus zu verdecken, kann solch ein Tinnitus-Instrument die Lösung sein. In erster Linie kommt es für Patienten in Frage, die sehr schlecht hören. Hierbei kann der Betroffene ebenfalls selbst die Funktionen des Geräts einstellen – er hat also auch die Möglichkeit, das erzeugte Rauschen zu kontrollieren. Das Tinnitus-Instrument kann wahlweise einseitig oder beidseitig angepasst werden.

Beim Tinnitus-Instrument kann der Patient die Funktionen des Geräts selbst einstellen.

Bei der Anpassung aller Arten von Geräten ist eine Verlaufskontrolle von großer Bedeutung; denn Sinn der Sache ist ja, dass der Patient wirklich davon profitiert. Ein Masker hat wenig Sinn, wenn eine starke Gehörminderung vorliegt, denn dann muss das Geräusch zur Verdeckung sehr laut eingestellt werden, was wiederum vom Patienten als unangenehm empfunden wird.

Die Masker verdecken einerseits den Tinnitus, andererseits lenken sie durch diese neue, künstlich erzeugte Geräuschkulisse die Aufmerksamkeit des Patienten von seinen eigenen Ohr- oder Kopfgeräuschen ab.

Außerdem ist es sehr wichtig, den sogenannten Hemmungseffekt festzustellen und zu nutzen. Darunter versteht man das Phänomen, dass nach Abschalten des Geräts der Tinnitus noch geraume Zeit verschwunden bleibt. Diese Zeitspanne kann unterschiedlich lang sein. Das ideale Ziel der Therapie, also die ideale Wirkung dieser Geräte sollte sein, diesen Zeitraum so weit es geht zu verlängern – möglicherweise bis zum völligen Verschwinden des Tones für immer.

Sollten Sie bemerken, dass Ihr Tinnitus noch einige Zeit nach Abschalten des Geräts verschwunden bleibt, so können Sie versuchen, das Gerät für kürzere Zeit zu tragen, z. B. nur eine Stunde täglich. Und dann warten Sie ab, was sich tut.

In den englischsprachigen Ländern ist die Masker-Methode der Tinnitus-Behandlung weitaus mehr verbreitet als bei uns. Und sie ist erfolgreich: Laut *American Tinnitus Association* empfinden rund 60 % der Masker-Träger eine große Erleichterung. Die anspruchsvolle Technik erfordert eine hohe Qualifikation und gute Kooperation von Ärzten und Akustikern bzw. Audiologen. Rein technisch muss das Gerät sorgfältig angepasst werden, damit es seinen Zweck erfüllt. Dafür gibt es in Deutschland noch nicht überall die Voraussetzungen.

Im Prinzip kann man jedes Tinnitus-Geräusch verdecken. Aber in der Praxis kommt das nur für rund 25 % der Betroffenen in Frage. Wo ein sehr lautes Geräusch erforderlich wäre, um den Tinnitus zu maskieren, wird der Masker nicht eingesetzt, weil die erforderliche Lautstärke nicht toleriert werden kann.

Tinnitus-Retraining-Therapie

Relativ erfolgversprechend ist die Tinnitus-Retraining-Therapie (TRT). Ein Kernelement dieser Methode ist der Einsatz von sogenannten Tinnitus-Noisern. Diese kleinen Hörgeräte produzieren ein Breitbandrauschen, das sämtliche Frequenzen unseres Hörbereichs abdeckt. Das Rauschen ist sehr leise, es soll kaum wahrnehmbar sei. So wird das Gehirn trainiert, sich von der Fixierung auf das Ohrgeräusch zu lösen und andere Geräusche wahrzunehmen. Die Noiser werden nur stundenweise getragen, maximal sechs Stunden pro Tag. Nach und nach wird die Lautstärke des Rauschens an die verbesserte Hörfähigkeit angepasst.

Noiser werden nur stundenweise getragen, maximal sechs Stunden pro Tag.

Die TRT dauert etwa zwei Jahre und wird von HNO-Ärzten, Psychotherapeuten und Hörgeräteakustikern begleitet. Die TRT kann mit einem sechs- bis achtwöchigen Aufenthalt in einer Spezialklinik beginnen, aber auch eine ambulante Therapie ist möglich. Der Noiser sollte von einem erfahrenen Hörgeräteakustiker angepasst werden.

Mit der TRT sollen die Patienten lernen, besser mit ihrem Ohrgeräusch umzugehen, es schließlich zu „überhören". Dabei nutzt man die Fähigkeit des Hörzentrums im Gehirn, die wichtigen Geräusche zur Weiterverarbeitung auszuwählen und die unwichtigen zu unterdrücken. Ziel des TRT-Trainings ist es, dass der Patienten sein Ohrgeräusch nach und nach als nebensächlich empfindet, so etwa wie das ständige Summen des Computers.

Die Möglichkeiten eines Hörgeräts

Viele Tinnitus-Betroffene suchen ersten Rat in einem Hörgeräteladen. Dort kann oft auch geholfen werden, doch bleibt ein Besuch beim Facharzt unerlässlich. Eine Hörgeräteakustikermeisterin in Frankfurt am Main berichtet dazu Folgendes:

„Wir werden immer häufiger mit dem Problem Ohrensausen konfrontiert. Meist handelt es sich um Patienten, bei denen neben Tinnitus auch eine Gehörminderung vorliegt. Es kommt nicht selten vor, dass jemand zu uns kommt und über Ohrensausen klagt, der noch keinen Arzt aufgesucht hat. In solchen Fällen können wir trotzdem etwas für die betroffene Person tun. Wir können einen Hörtest durchführen und auch den Frequenzbereich des Ohrgeräusches bestimmen. Danach prüfen wir, ob das Geräusch verdeckbar ist, also durch andere Geräusche entsprechender Bandbreite überdeckt werden kann, sodass es für den Betroffenen nicht mehr hörbar ist.

Bei vielen Betroffenen mit einer Hörminderung reicht schon allein der Einsatz eines Hörgeräts, um den Tinnitus als solchen durch die Verstärkung der Umweltgeräusche zu verdecken. Die Lautstärke kann dabei von dem Träger selbst geregelt werden. Der Patient kann das Gerät auch mit nach Hause nehmen und für zwei Wochen ‚probetragen'. Wenn er damit gut zurechtkommt und sich dadurch im Alltag entlastet fühlt, raten wir ihm, sich an einen HNO-Facharzt zu wenden, um weitere Untersuchungen durchführen und sich ein solches Gerät auf Rezept verordnen zu lassen.

Falls ein Hörgerät allein nicht ausreicht, kommen Tinnitus-Masker oder Tinnitus-Instrumente in Betracht. Alle diese Geräte gibt es als Hinter-dem-Ohr-Gerät und als Im-Ohr-Gerät. Die Tinnitus-Masker sind für gewöhnlich etwas größer als normale Hörgeräte. Es besteht jedoch die Möglichkeit, auch ein normales Hörgerät in einen Masker umzurüsten.

Die Auswahl an Geräten ist groß, wie auch die Spannweite der Preise. Hier gibt es eine Skala wie vom Golf zum Mercedes. Die Krankenversicherungen übernehmen gewöhnlich die Kosten für Hörgeräte bis zu einem bestimmten Festbetrag. Dieser Festbetrag deckt eine ausreichend zweckmäßige Versorgung. Für ein modernes Hörgerät, das allen Ansprüchen genügt, müssen Sie jedoch einen mehr oder minder großen Eigenanteil übernehmen.

Für Patienten, bei denen wegen ihres Tinnitus überwiegend Schlafstörungen im Vordergrund stehen, gibt es eine Sonderform des Hörgeräts als Einschlafhilfe. Es ist ein kleines Im-Ohr-Gerät, das durch Induktion mit einem Kissen verbunden ist, das man unter das Kopfkissen legt. Dieses wird über ein Kabel an den Kopfhöreranschluss eines Radios oder CD-Spielers angeschlossen. Somit ist der Lautsprecher des Geräts ausgeschaltet und der neben einem liegende Partner wird nicht belästigt. Die Übertragung der Geräusche erfolgt durch Induktion und macht den Anschluss eines Kabels, wie es sonst beim Tragen von Kopfhörern erforderlich ist, überflüssig.
Die Betroffenen kommen zum größten Teil sehr gut mit ihren Hörgeräten oder ihren Maskern zurecht. Auch die Akzeptanz ist sehr groß, sogar junge Leute tragen ohne Probleme ihr Hörgerät. Es gibt jetzt zunehmend auch Geräte in verschiedenen Farben auf dem Markt, die ganz witzig wirken.
Die Patienten erhalten nach der Verordnung und Anpassung eines Hörgeräts einen ‚Hörgerätepass', in dem verschiedene Daten zum Hörgerät und zum Grad der Gehörminderung vermerkt sind. Außerdem sind darauf die Termine für Kontrolluntersuchungen sowohl durch uns als auch den HNO-Arzt aufgeführt. Dies dient einer Verlaufskontrolle, denn ein Ohrgeräusch kann sich wie auch das Gehör selbst im Lauf der Zeit verändern. Ferner werden die Hörgeräte auf ihre Funktionstüchtigkeit hin überprüft. Im ersten Jahr geschieht dies schon nach sechs Monaten, später reicht die jährliche Kontrolle."

Elektrostimulation

Bei der Elektrostimulation wird durch Elektroden ein elektrischer Reiz auf verschiedene Teile der Hörbahn ausgeübt. Dadurch gelingt es in einigen Fällen, den Tinnitus günstig zu beeinflussen. Die Elektroden werden intern im Bereich des Mittelohrs bzw. Innenohrs oder extern am Außenohr bzw. an der Kopfhaut im Bereich des Warzenfortsatzes (Mastoid) angebracht.

Durch die Elektrostimulation ist es auch möglich, den Tinnitus von seinem Entstehungsort her zu bestimmen. Dabei unterscheidet man den peripheren Tinnitus, der im Bereich der Schnecke des Innenohres oder im Bereich des Hörnervs entsteht, vom zentralen Tinnitus, der in den zentralen Hörbahnen oder in Teilen des Gehirns selbst seinen Ursprung hat.

Die Elektrostimulation wird immer seltener angewendet, da sie mit sehr unangenehmen Nebenwirkungen verbunden ist. Die Stimulation kann Reizungen und Schädigungen des Innenohrs verursachen. Weiterhin wird die Stromstärke, die nötig ist, um den Tinnitus zu unterdrücken, als sehr unangenehm bis schmerzhaft empfunden, da sie selbst Schallreize im Innenohr bewirkt.

Die Elektrostimulation wird nur noch selten angewendet.

Iontophorese

Dies ist eine Sonderform der Elektrostimulation. Dabei werden Arzneimittel durch spezielle Elektroden in den Gehörgang eingebracht. Am wichtigsten ist hierbei die Lokalanästhesie des Gehörgangs und Trommelfells durch das Einbringen eines Lokalanästhetikums (Lidocain, siehe S. 79), das eine unterdrückende Wirkung auf den Tinnitus hat. Allerdings gelang es nur in 20 % der Fälle, den Tinnitus mit dieser Methode völlig zu unterdrücken. Auch war dieser Effekt nicht dauerhaft, wie eine Kontrolle der Patienten einige Monate später ergab. Wegen der zweifelhaften Erfolge kommt diese Methode sehr selten zur Anwendung.

Neuraltherapie

Die Neuraltherapie zählt wie die Chirotherapie zu den sogenannten Reflextherapien, die auf der Erkenntnis basieren, dass es möglich ist, durch die Behandlung bestimmter Reflexzonen auf die ihnen zugeordneten Organe zu wirken. Reflexzonen befinden sich an verschiedensten Stellen des Körpers, nicht immer in unmittelbarer Nähe „ihres“ Organs. Die Neuraltherapie, entwickelt in den 1920-er Jahren von zwei Ärzten, beruht auf der therapeutischen Anwendung von

Lokalanästhetika. Bis zu diesem Zeitpunkt dienten Lokalanästhetika ausschließlich der Schmerzausschaltung bei einem operativen Eingriff. Das Ziel der Neuraltherapie ist das Aufspüren von sogenannten Störfeldern und die Regulation der Funktionsstörung in den ihnen zugeordneten Körperteilen.

Andere Bezeichnungen für diese Behandlungsmethode sind z. B. Infiltrationstherapie, therapeutische Lokalanästhesie (TLA), Heilanästhesie u. a. Die Behandlung erfolgt durch Injektionen von Lokalanästhetika (z. B. Procain, Lidocain). Diese können auf verschiedene Weise injiziert werden – als Quaddeltherapie, als gezielte Injektion in Muskeln oder Gelenke oder in Form einer sogenannten Blockade eines Nervenstrangs.

Das Ziel der Neuraltherapie ist das Aufspüren von Störfeldern und die Regulation von Funktionsstörungen.

Zur Behandlung von Tinnitus werden mit einem Lokalanästhetikum Quaddeln im Bereich des Halses und des Kopfes unter die Haut gespritzt. Dies geschieht an verschiedenen Punkten, von denen man weiß, dass man über sie Funktionsstörungen im Bereich des Hörorgans beeinflussen kann. Dabei entstehen unmittelbar unter der Hautoberfläche kleine Bläschen. Die Wahl des Anästhetikums und der genauen Injektionspunkte sind Sache des jeweiligen Therapeuten.

Falls Sie Angst vor Spritzen haben oder sogar schon einmal auf eine Injektion mit einem Kollaps reagiert haben, sprechen Sie dies offen an. Entscheiden Sie gemeinsam mit dem behandelnden Arzt, ob diese Art der Therapie überhaupt für Sie in Frage kommt.

Auf die Quaddelbehandlung hin können Hautrötungen oder Juckreiz an den Injektionsstellen auftreten. Das ist als Reaktion auf den durch die Behandlung gesetzten Reiz zu sehen. Falls Sie zu allergischen Reaktionen neigen, müssen Sie das dem Arzt vor der Behandlung mitteilen. Allergische Reaktionen bei einer Neuraltherapie sind zwar sehr selten, aber man sollte sie nicht außer Acht lassen. Solchen Reaktionen kann man vorbeugen, indem über eine kleine Hautquaddel auf der Beugeseite des Unterarms vorab die Verträglichkeit des Lokalanästhetikums überprüft wird.

Stellatumblockade

Eine Sonderform der Neuraltherapie bei der Behandlung des Tinnitus stellt die Blockade des Ganglion stellatum, eines Grenzstrangs des sympathischen Nervengeflechts, dar. Da sie nicht ungefährlich ist, sollten Sie sie nur von einem wirklich erfahrenen Therapeuten durchführen lassen. Unter einer Blockade versteht die Medizin die Applikation (Anbringung) einer größeren Menge eines Lokalanästhetikums an eine Nervenwurzel oder einen Nervenstrang des vegetativen Nervensystems. Durch die Blockade des Ganglion stellatum wird die Erregbarkeit im Bereich des Kopfes und im Schulter-Arm-Bereich gedämpft.

Da man weiß, dass Ohrgeräusche mit einer krankhaften Erregbarkeit der Sinneszellen verknüpft sind, liegt es nahe, dass diese Therapie gerade bei Tinnitus Anwendung findet. Doch nicht nur bei Tinnitus ist die Stellatumblockade eine Therapie der Wahl, sondern auch bei Migräne (halbseitigen Kopfschmerzen) oder beim Schulter-Arm-Syndrom.

Als Reaktion auf die Blockade tritt das sogenannte Horner-Syndrom auf. Dabei werden vorübergehend die Augenmuskeln beeinflusst, im Schulterbereich kommt ein Wärmegefühl auf. Doch das ist nur eine vorübergehende Reaktion, die besagt, dass die Blockade „sitzt". Wenn nur geringe Mengen des Lokalanästhetikums verwendet werden, kann es auch sein, dass eine solche Reaktion ausbleibt, was aber wiederum nicht heißen soll, dass die Blockade ihren Zweck verfehlt hat.

Die Technik der Injektion sowie die Art und Menge des Lokalanästhetikums sind natürlich Sache des Therapeuten. Ein gewissenhafter

Therapeut wird mit Ihnen vor dem Eingriff die Vorgehensweise und die möglichen Nebenwirkungen besprechen und Sie über alles aufklären.

Wir empfehlen diese Therapie nur zurückhaltend, da sie recht aufwendig ist und bislang wenige gesicherte Erfolge aufweist.

Chirotherapie oder manuelle Therapie?

Der Begriff Chirotherapie leitet sich vom griechischen Wort *cheir* für Hand ab: Diese Untersuchungs- und Behandlungsmethode wird nur unter Zuhilfenahme der Hände durchgeführt.

Der Chirotherapeut stellt zunächst mittels einer manuellen Untersuchungstechnik fest, ob Veränderungen, Fehlstellungen und Funktionsstörungen im Bereich der Gelenke, insbesondere der Wirbelsäule, vorliegen. Danach kann durch gezielte Handgriffe, also Manipulationen an den betroffenen Gelenken, die bestehende Funktionsstörung beseitigt oder korrigiert werden.

Bei der Behandlung von Tinnitus geht es meist um eine chirotherapeutische Behandlung der Halswirbelsäule, denn wie auf S. 68 erwähnt geht Tinnitus oft mit Veränderungen im Bereich der Halswirbelsäule einher.

Ein geübter Chirotherapeut kann durch die spezielle Untersuchungstechnik den Zustand Ihrer Halswirbelsäule genau beurteilen. Dabei sind die ganz kleinen Gelenke zwischen den Wirbeln von Bedeutung, deren Veränderungen und Funktionsstörungen sich auf einem Röntgenbild gar nicht erfassen lassen. Trotzdem ist es bisweilen sinnvoll, eine Röntgenaufnahme des zu behandelnden Abschnitts zu machen, um

Der Chirotherapeut beseitigt oder korrigiert durch gezielte Handgriffe bestehende Funktionsstörungen.

mögliche Gegenanzeigen einer Chirotherapie auszuschließen. Diese sind z. B. Frakturen (Knochenbrüche), ein Tumor (Geschwulst), Metastasen (Tochtergeschwülste), entzündliche Prozesse oder eine fortgeschrittene Osteoporose (Knochenentkalkung). Auch Folgen von Abnutzungserscheinungen, die meist als knöcherne Verwachsungen im betroffenen Abschnitt der Halswirbelsäule zu erkennen sind, stellen eine Gegenanzeige dar. All das ist wichtig für den Chirotherapeuten, um beurteilen zu können, ob eine solche Therapie bei Ihnen sinnvoll ist.

Bei der Chirotherapie gibt es zunächst einen lokal wirksamen Behandlungseffekt: Blockaden der kleinen Gelenke zwischen den Wirbelkörpern werden gelöst und bestehende Fehlstellungen somit korrigiert. Diese Behandlung hat auch einen ganzheitlichen Effekt für den Organismus, denn die Wirbelsäule umschließt das Rückenmark, von dem Nerven entspringen, die unseren ganzen Körper versorgen. Diese sind für viele Körperfunktionen verantwortlich, die durch eine solche Behandlung ebenfalls reguliert werden können.

Bei der Chirotherapie werden auch die Muskeln behandelt.

Bei der Chirotherapie werden aber auch die Muskeln behandelt, deren Aufgabe es ist, unser Skelett in seiner Stellung zu halten. Sind die Muskeln zu schwach oder im Gegenteil zu stark angespannt, kann das Deformationen oder Fehlstellungen auslösen. Da starke Verspannungen meist ziemlich schmerzhaft sind, geht der Körper nach einiger Zeit automatisch in eine etwas schiefe Schonhaltung über. Er sucht sich auf diese Weise eine Position, in der die Schmerzen am leichtesten zu ertragen sind. An diese Fehlhaltung kann man sich so gewöhnen, dass man sie gar nicht mehr als unnatürliche Stellung empfindet und lange Zeit damit lebt. Erst durch eine chirotherapeutische Untersuchung wird man darauf aufmerksam.

Es ist nicht verwunderlich, dass nach einer chirotherapeutischen Behandlung der Fehlstellung diese binnen kurzer Zeit wiederkehrt.

Die zu schwachen oder zu starken Muskeln ziehen die Gelenkkörper wieder in ihre alte Fehlstellung zurück – die Wirbelsäule im betroffenen Abschnitt nimmt wieder ihre gewohnte Position ein. Falls das bei Ihnen eintreten sollte, hat das nichts mit mangelndem Können Ihres Therapeuten zu tun, sondern eben mit der alten Gewohnheit Ihres Körpers. Daher ist es für den anhaltenden Erfolg einer Korrektur sehr wichtig, auch auf die Muskeln zu achten. Am besten ist eine aktive Korrektur durch Krankengymnastik, die hilft, bestimmte Muskeln zu trainieren. Unterstützend wirken auch Massagen. Wenden Sie sich nur an gute und erfahrene Chirotherapeuten! Am besten wäre es, wenn Ihr Orthopäde selbst solch eine Ausbildung hätte.

Der Therapeut wird auch den Zustand Ihrer Muskulatur in dem betroffenen Bereich beurteilen. Nach der Chirotherapie wird er Ihnen, falls ein ausgeprägter Hartspann der Muskulatur besteht, ein Mittel zur Muskelentspannung verordnen. Bei einer Kontrolluntersuchung einige Tage später kann er beurteilen, inwieweit die Korrektur der Fehlstellung stabil oder instabil ist. Oftmals ist noch eine zweite Nachkorrektur nötig.

Aber Vorsicht: Mehr als drei manipulative Behandlungen im gleichen Bereich innerhalb von etwa zwei Wochen sollten Sie Ihrer Wirbelsäule nicht zumuten!

Massage

Die Massage ist sowohl eine Art Reflextherapie als auch eine manuelle Therapie, sofern sie nur mit den Händen und nicht mit Hilfe eines Wasserstrahls (wie bei der Unterwassermassage) oder von Bürsten und Stäbchen durchgeführt wird.

Bei der Behandlung von Tinnitus wirkt die Massage unterstützend: Sie verbessert die Durchblutung im Bereich der Muskulatur des Nackens und des Schultergürtels und sie löst Verspannungen in diesem Bereich.

Bei der Massage werden die Haut und das tieferliegende Gewebe, wie das Bindegewebe und die Muskulatur, behandelt. Dadurch wird der Stoffwechsel in diesen Geweben aktiviert. Die Durchblutung wird verbessert, die Abfuhr von Schlackenstoffen, deren Ansammlung zu Verhärtungen, sogenannten Myogelosen, führen kann, gesteigert.

Bei der Massage werden die Haut, das Bindegewebe und die Muskulatur behandelt.

Der Tonus (der Zustand der Anspannung) der Muskulatur wird normalisiert – bei einem zu schlaffen Muskel ebenso wie bei einem zu verspannten. Außer der Durchblutung wird auch die Zirkulation der Lymphe angeregt (Lymphdränage).

Reflektorisch, also über einen Reflex, wirken bestimmte Formen der Massage wie die Bindegewebsmassage oder die Reflexzonenmassage auch auf innere Organe. Massage hat zudem eine entspannende Wirkung auf die Psyche. Nicht angewandt werden darf Massage bei Hauterkrankungen, bei Verletzungen der Hautoberfläche und akuten infektiösen Erkrankungen.

Massage sollte nicht weh tun! Es ist ein Fehler zu glauben, die Wirkung stünde in direktem Verhältnis zum Kraftaufwand des Masseurs. Hier gilt nicht der Satz: „Bös' muss Bös' vertreiben!" Massage sollte stets als angenehm empfunden werden. Insbesondere bei einem Tinnitus, der im Zusammenhang mit einer Funktionsstörung der HWS steht, sollte nur eine leichte Massage erfolgen. Eine zu kräftige Anwendung könnte den Tinnitus sogar verschlimmern. Eine Wärmeanwendung vor der Massage, in Form von Fangopackungen oder Heißluft, kann ihre Wirkung noch unterstützen. Auch eine Reizstromtherapie kann der Entspannung der Muskulatur dienen.

Die bei uns übliche Art der Massage ist die sogenannte schwedische Massage. Als medizinische Behandlungsform ist sie erst seit dem vorigen Jahrhundert in Gebrauch. Weitere Formen sind u. a. die Bindegewebsmassage oder die Reflexzonenmassage, eine asiatische Methode ist Shiatsu.

Krankengymnastik

Mit Hilfe von krankengymnastischen Übungen werden gezielt einzelne Muskeln oder Muskelgruppen trainiert. Wegen der Auswirkungen auf den Tinnitus interessiert uns hier besonders die Halswirbelsäule. Sie muss durch eine stärkere Muskulatur entlastet und gleichzeitig stabilisiert werden. Solch ein Muskeltraining ist die beste Methode, um auf aktive Weise bestehende Fehlhaltungen zu korrigieren und ihrer Entstehung vorzubeugen. Chirotherapie, Massage und Krankengymnastik als physiotherapeutische Methoden ergänzen sich sehr sinnvoll.

Mit Muskeltraining können Sie aktiv Fehlhaltungen vorbeugen oder sie korrigieren.

Man sollte jedoch systematisch vorgehen! Lassen Sie zunächst die Halswirbelsäule untersuchen. Liegt eine Fehlstellung der Wirbel vor? Kann diese manualtherapeutisch gelöst werden? Ist der Effekt stabil?

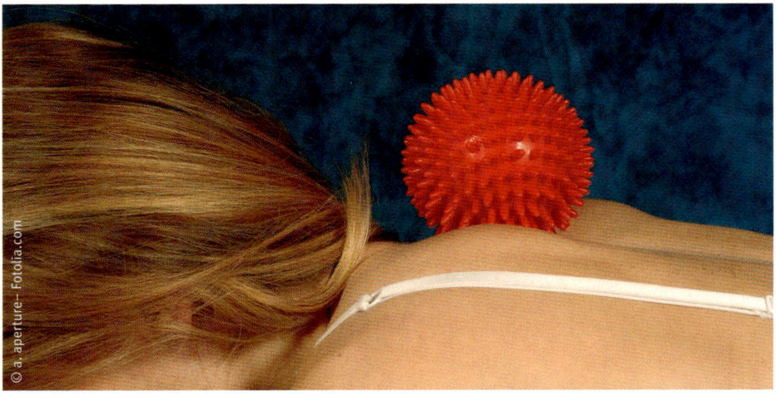

Gezieltes Training der Halswirbelsäule in Verbindung mit einer Muskelentspannung kann Schmerzen lindern.

Nach der Manualtherapie ist die Muskulatur im behandelten Bereich meist schmerzhaft, sodass eine anschließende Massage nicht sehr angenehm ist. Empfehlenswert ist vielmehr, etwas zur Muskelentspannung anzuwenden. Dafür gibt es Medikamente (sogenannte Muskelrelaxanzien). Sie können auch die schon erwähnte Reizstromtherapie nutzen – oder einfach nur Wärme suchen, auch in Form von Thermalbädern! Wenn der Schmerz etwas abgeklungen ist, was meist einige Tage dauert, ist eine Massage zur Lockerung der Muskulatur angebracht. Üblich ist ein Zyklus von sechs oder zehn Behandlungen. Erst danach ist Krankengymnastik zu empfehlen.

Alternative Behandlungsmethoden

Viele Behandlungsmethoden der Schulmedizin haben beim Tinnitus-Patienten Erfolg. Viele schlagen aber auch völlig fehl. Es ist daher keinem Patienten zu verübeln, wenn er Hilfe in der Alternativmedizin sucht, die in verschiedenen hartnäckigen Fällen schon erfolgreich war. Unter alternativer Medizin verstehen wir das ganze Spektrum des Therapieangebots von der Sauerstofftherapie über die Akupunktur bis hin zur Phytotherapie.

Sauerstofftherapie

Unter der Bezeichnung Sauerstofftherapie werden alle Therapieformen zusammengefasst, die sich des Sauerstoffs als Medikament bedienen. Dabei handelt es sich um reinen medizinischen Sauerstoff und/oder aktivierte Formen des Sauerstoffs (z. B. Ozon). Ziel dieser Therapie ist es, den Sauerstoff-Stoffwechsel zu aktivieren, den Sauerstoffumsatz zu steigern, die Sauerstoffnutzung im Gewebe zu erhöhen. Es gibt verschiedene Formen der Sauerstofftherapie:

- hyperbare Sauerstofftherapie (HBO),
- Sauerstoff-Mehrschritt-Therapie (SMT),
- intravenöse Sauerstofftherapie oder Oxyvenierung,
- hämatogene Oxidationstherapie (HOT),
- Ozon-Sauerstofftherapie.

Die HBO und die SMT sind die Formen der Sauerstofftherapie, die einen durch Studienergebnisse belegten therapeutischen Effekt bei der Behandlung von Tinnitus haben. Das gilt vor allem für den akuten Tinnitus, aber auch für den chronischen Tinnitus, sofern er noch nicht allzu lange besteht.

Das soll nicht heißen, dass die anderen Formen der Sauerstofftherapie keinen Zweck erfüllen. Nur liegen hierzu bis heute keine eindeutigen Ergebnisse vor, was die Behandlung des Tinnitus angeht. Sie haben dennoch einen sehr positiven, regenerativen Einfluss auf den ganzen Organismus.

Ohne Sauerstoff kein Leben. Alle Zellen unseres Körpers benötigen Sauerstoff, um zu funktionieren. Sauerstoffmangel führt zu Funktionsuntüchtigkeit oder Funktionsausfall der Zellverbände oder Gewebe und ganzer Organe. Was hat das mit Tinnitus zu tun? Bestimmte Erkrankungen führen zur mangelnden Versorgung des Hörorgans mit Sauerstoff. Die Zellen erhalten zu wenig von dem lebensnotwendigen Medium und können ihre Aufgabe nicht mehr einwandfrei ausführen. Diese Funktionsstörung äußert sich unter anderem als Ohrgeräusch.

Eine Unterversorgung mit Sauerstoff kann sich auch als Ohrgeräusch äußern.

Sauerstoff wird den Zellen über die Blutgefäße zugeführt. Im Blut ist er an den roten Blutfarbstoff, das Hämoglobin, gebunden. Doch ein geringer Anteil des Sauerstoffs ist auch im Blut gelöst. Die kleinsten Gefäße, die die Gewebe versorgen, heißen Kapillaren. Das Blut in den Kapillaren enthält mehr Sauerstoff als das zu versorgende Gewebe. So haben wir hier ein „Druckgefälle“. Die Folge ist, dass der Sauerstoff von den Kapillaren, in denen der Sauerstoffgehalt höher ist, zu den Zellen wandert, die einen niedrigeren Sauerstoffgehalt haben, um das Gefälle auszugleichen. Dies geschieht nach einem physikalischen

Gesetz, wonach alle Gase das Bestreben haben, sich gleichmäßig zu verteilen.

Liegt ein Sauerstoffmangel vor, so reicht manchmal dieses Druckgefälle nicht aus, um die Zellen der Gewebe ausreichend mit Sauerstoff zu versorgen. Der Schluss liegt nahe, dass es sinnvoll wäre, den Sauerstoffgehalt im Blut zu erhöhen. Da in der Luft, die wir atmen, der Sauerstoffanteil nur etwa 21 % beträgt, ist schon eine Erhöhung des Sauerstoffangebots gewährleistet, wenn man reinen, also 100 %igen Sauerstoff einatmet.

Aber auch der Druck, unter dem wir den Sauerstoff einatmen, spielt eine Rolle. Im Hochgebirge leidet der Mensch unter einer Unterversorgung mit Sauerstoff. Warum? Die Luft, die wir atmen, ist doch die gleiche geblieben; ob in Meereshöhe oder im Hochgebirge – sie hat immer noch einen Sauerstoffanteil von 21 %. Doch was sich in der Höhe verändert, ist der Luftdruck. Er ist niedriger, und damit ist auch der anteilige Sauerstoffdruck niedriger. Wiederum liegt der Schluss nahe, dass man das Angebot an Sauerstoff erhöhen kann, wenn man den Druck, unter dem wir ihn einatmen, ebenfalls erhöht.

Die Luft, die wir atmen, hat immer einen Sauerstoffanteil von 21%.

Das Ergebnis summiert sich gewissermaßen, wenn wir a) reinen Sauerstoff einatmen und b) diesen unter erhöhtem Druck einatmen – und genau dieses geschieht bei der Sauerstoff-Überdrucktherapie oder der hyperbaren Sauerstofftherapie, kurz HBO genannt.

Hyperbare Sauerstofftherapie (HBO): Wie funktioniert die HBO? Die HBO findet in einer geschlossenen Kammer statt, die entfernt an ein großes Eisenbahnabteil erinnert. Sie wird in Deutschland in immer mehr Sauerstoff-Zentren und an großen Kliniken angeboten. Ihr Prinzip kommt aus der Tauchmedizin und wird zunehmend auch

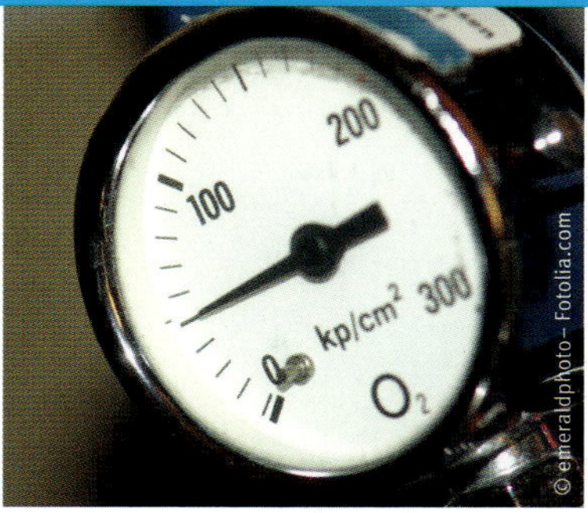

Zur Therapie eingesetzter Sauerstoff wird genau dosiert.

für die Tinnitus-Therapie verwendet. Die Überdruckkammer bietet mehrere Sitzplätze, Sie sind also nicht allein. Es gibt kastenförmige, aber auch tonnen- oder röhrenförmige Kammern. In Japan beispielsweise haben die Kammern die Größe (und fast die Behaglichkeit) eines Wohnzimmers. Während der Behandlung kann man lesen oder Musik hören.

Jede Behandlung ist eine „Fahrt“, zu der der Patient die Kammer besteigt. Nach und nach wird der Gesamtluftdruck in dieser Kammer etwa auf das 1,5fache bis 2,5fache des normalen Luftdrucks erhöht. Über eine Maske erhalten die Patienten unter diesen Bedingungen reinen medizinischen Sauerstoff verabreicht. Die Sitzung dauert mit Auf- und Abbauphase eine knappe Stunde.

Um die Anpassung des Körpers an den Überdruck zu erleichtern, finden in manchen HBO-Zentren die ersten Kammerfahrten unter einem etwas niedrigeren Druck statt. Nach den ersten Fahrten wird dann, bei guter Verträglichkeit, der Druck allmählich erhöht. Um Komplikationen und Nebenwirkungen vorzubeugen, wird vor Beginn einer Überdrucktherapie bei jedem Patienten ein EKG, eine Lungenfunktionsprüfung und, wenn nötig, auch eine Röntgenaufnahme des Brustkorbs gemacht.

Patienten, deren Lungenfunktion stark eingeschränkt ist, wie z. B. Asthmatiker, kommen für diese Art der Therapie nicht in Frage, ebenso Patienten, die an Epilepsie leiden, da durch die Sauerstofftherapie Krampfanfälle ausgelöst werden können. Ferner sind Patienten mit schweren Formen der Herzinsuffizienz sowie Träger von Herzschrittmachern von dieser Therapie ausgeschlossen.

„Wie beim Tauchen“

Meine erste Kammerfahrt steht nun bevor. Etwas mulmig ist mir schon zumute. Die Leute hier im Zentrum sind alle sehr freundlich, und fast alle, die zur Behandlung kommen, sind Leidensgenossen – haben auch Tinnitus. Manchen geht es schon besser durch die Sauerstoffbehandlung. Mal sehen, wie es bei mir wird. Ich bin gespannt.
Die Kammer sieht aus wie ein Zugabteil. An beiden Seiten sind je drei Sitzplätze. Über jedem Sitzplatz befindet sich ein Sauerstoffanschluss. Vor dem Einstieg bekommt jeder seine Sauerstoffmaske. Ein netter junger Mann erklärt mir, wie sie aufgesetzt wird. Den Kopf nach vorn, anschnallen, festziehen – dann sitzt sie.
Und jetzt soll ich in die Kammer. Etwas klein ist sie ja schon. Sieht nicht gerade sehr gemütlich aus. Aber die anderen sitzen auch schon drin. Und gut getan hat es ihnen auch, wie sie erzählen. Beim ersten Mal hätte jeder Schwellenangst. Na ja, ich wage es. Ich setze mich neben eine Frau in meinem Alter. Bei ihr ist es schon die fünfte Fahrt. Unsere Gruppe ist komplett. Die Tür wird von außen geschlossen. Es geht los.
Wir können uns von hier drinnen mit dem jungen Mann, der draußen am Steuerpult die Anlage bedient, über eine Sprechanlage verständigen. Und mein Arzt ist auch da. „Hallo, wie geht es euch?“, kommt die Frage über die Sprechanlage von außen. „Gut“, rufen alle zusammen.
„Alles klar?“ – „Alles klar!“ – „Wollen Sie etwas Musik?“ – „Oh ja!“
Und schon ertönen Klänge aus der aktuellen Hitparade.
Alle haben etwas zum Lesen dabei. Mit der Maske über der Nase und dem Mund kann man sich ja auch schlecht unterhalten. Es dauert etwa zehn bis 15 Minuten, bis der Druck aufgebaut ist. Dann erst sollen wir die Masken aufsetzen.
Das Kommando kommt dann von draußen: „So, Sie können die Masken jetzt aufsetzen!“
Mit etwas Geschick und Hilfe meiner Nachbarin klappt es auch. In meinen Ohren spüre ich den Druck steigen, als ob ich beim Skifahren wäre und mit der Gondel auf einen Gipfel fahren würde. Wenn ich schlucke, wird es besser. Vor der Fahrt hat man mir noch Nasentropfen angeboten, aber da ich sonst keine Probleme mit der Nasenatmung habe, brauche ich sie nicht.

Dann wird es still. Das einzige, was man hört, sind unsere Atemgeräusche. Wie beim Tauchen. Aus Kinofilmen kenne ich diese Geräusche – dieses tiefe, ruhige Einatmen und Ausatmen. Meine Nervosität schwindet allmählich. Ich fühle mich ganz wohl. Und warm ist es hier drin. Ich versuche etwas zu lesen.
„Alles in Ordnung da drinnen?“ kommt die Frage von draußen. Ein dumpfes, allgemeines, durch die Masken verzerrtes „Ja!“ kommt als Antwort zurück. Dann vergeht die Zeit wie im Flug. Der Druck nimmt kaum merklich, aber stetig ab, und wir hören von außen: „Sie können die Masken jetzt wieder abnehmen.“ Ein paar Minuten später wird die Tür geöffnet. Die Erde hat mich wieder. Aber schlimm war es überhaupt nicht.
Und mein Tinnitus? Während der Fahrt habe ich ehrlich gesagt gar nicht so sehr auf ihn geachtet. Jetzt ist er eigentlich genauso wie vor der Fahrt. Oder doch etwas schwächer? Irgendwie ist mir leichter in meinem Kopf. Ich habe das Gefühl, dass es mir gut getan hat, und bin zuversichtlich, was die weiteren Fahrten angeht. Ich habe an jedem Wochentag eine, nur am Wochenende ist Pause. Ich bin optimistisch.

Michaela B., 36, Sekretärin in Weiden

Es empfiehlt sich zudem, bei akut bestehenden Infekten keine Kammerfahrten zu absolvieren. Wenn Sie an Klaustrophobie leiden, also Angst in kleinen oder geschlossenen Räumen bekommen, dürfte diese Therapie wohl auch nicht in Frage kommen. Menschen, die Schwierigkeiten mit dem Druckausgleich haben oder bei denen Behinderungen in der Nasenatmung bestehen, sollten die Teilnahme mit einem HNO-Arzt besprechen.

Bei akut bestehenden Infekten sollten keine Kammerfahrten gemacht werden.

Neben möglichem Unwohlsein, vorübergehendem Schwindel oder Reizungen des Gehörgangs sind keine ernsthaften Nebenwirkungen zu erwarten. Allerdings kann im Anschluss an eine Kammerfahrt auch eine vorübergehende Verschlimmerung der Ohrgeräusche eintreten. Dies ist als Reaktion auf die Therapie zu sehen. Haben Sie trotzdem Bedenken oder gar Angst, wird jederzeit einer der im Sauerstoff-Zentrum tätigen Ärzte mit Ihnen die erste Kammerfahrt machen. Natürlich wird jede Fahrt von außen per Monitor und Sichtfenster von Fachkräften überwacht; die Sitzung kann auch jederzeit abgebrochen werden.

Die HBO ist eine sehr wirksame Therapieform bei frischem Tinnitus, Hörsturz und akutem Knalltrauma und zumindest erwägenswert für Patienten mit chronischem Tinnitus. Empfohlen werden zehn Fahrten innerhalb von zwei Wochen; in manchen Zentren können Sie auch am Wochenende „fahren". Wird die HBO-Therapie in der akuten Phase, also in den ersten Wochen nach dem Auftreten des Ohrgeräusches, eingesetzt, liegt die Erfolgsquote im Sinne einer Linderung der Ohrgeräusche und einer Besserung des Hörvermögens bei über 60 % – allerdings ist diese Angabe kritisch zu sehen, da zu diesem Prozentsatz auch der hohe Anteil von vorübergehender Besserung zu zählen ist.

Dennoch sind die Krankenkassen mittlerweile zur Kostenübernahme bereit, sofern es sich um einen akuten Tinnitus handelt, der also nicht länger als drei Monate besteht.

Sauerstoff-Mehrschritt-Therapie (SMT): Die SMT hat folgendes Ziel und Wirkungsprinzip: Bei der SMT geht es darum, die durch Alter und belastende Lebensumstände abgesunkene Sauerstoffversorgung der Gewebe für möglichst lange Zeit zu steigern und dem Körper damit eine Art Leistungsreserve zu schaffen. Es ist nämlich erwiesen, dass nach einer Sauerstofftherapie noch für längere Zeit Energiereserven im Körper bestehen bleiben, die sich als Steigerung der körperlichen Leistungsfähigkeit bemerkbar machen. Dieser Effekt kann über Monate bis Jahre hinweg andauern. Am ausgeprägtesten ist diese Steigerung bei einem allgemeinen Schwächezustand des Patienten, während bei gesunden Menschen mit ihrem ohnehin schon guten Allgemeinzustand keine übergroße Leistungssteigerung zu verzeichnen ist.

Die starke stimulative Wirkung auf das Immunsystem zeigt sich bei der Behandlung von Krebspatienten, sodass die SMT mittlerweile ein unverzichtbarer Teil der ganzheitlich orientierten, biologischen Krebstherapie geworden ist.

Eine direkte positive Wirkung auf den Tinnitus ist durch Studien belegt. Die SMT hat, wie auch alle anderen Arten der Sauerstofftherapie, zudem eine allgemein regenerative Wirkung auf den gesamten Organismus und stimuliert die Immunabwehr, wirkt also gewissermaßen vorbeugend gegen Belastungserscheinungen und gegen Stress. Da diese Faktoren mit der Entstehung von Tinnitus ursächlich zusammenhängen, ist eine solche aufbauende Maßnahme durchaus sinnvoll.

Die SMT hat eine allgemein regenerative Wirkung auf den gesamten Organismus und stimuliert die Immunabwehr.

Die Sauerstofftherapie wirkt über einen Mechanismus, der die Mikrozirkulation, also die Durchblutung in den kleinsten Gefäßen, den Kapillaren, verbessert. Die Sauerstoff-Mehrschritt-Therapie besteht, wie der Name schon sagt, aus mehreren Teilen bzw. Schritten: Zunächst erhalten Sie eine Mischung aus Vitaminen und Magnesium verabreicht, die die Sauerstoffaufnahme und die Sauerstoffverwertung im Gewebe verbessern soll. Danach erfolgt das Einatmen von reinem Sauerstoff, meist über eine Maske. Das geschieht zunächst in Ruhe und danach unter körperlicher Belastung, die dem Leistungsvermögen des Einzelnen angepasst wird. Die Sauerstofftherapie wird in speziellen Zentren, aber zunehmend auch von niedergelassenen Ärzten durchgeführt. Die Kosten werden in der Regel von den Kassen nicht übernommen.

Intravenöse Sauerstofftherapie oder Oxyvenierung: Bei dieser Form der Sauerstofftherapie erfolgt die Gabe von Sauerstoff direkt in die Vene des Patienten. Die Menge und die Geschwindigkeit der Zufuhr müssen bei jedem Patienten speziell angepasst werden.

Es ist wichtig, diese Therapie nur von geübten Händen durchführen zu lassen, da die Technik hierfür sorgsam erlernt sein will. Ob diese Art der Sauerstofftherapie speziell bei Ihnen sinnvoll ist, muss der jeweilige behandelnde Arzt entscheiden.

Hämatogene Oxidationstherapie (HOT): Bei der HOT wird dem Patienten zunächst eine kleine Menge (60–80 cm^3) Blut abgenommen. Durch einen entsprechenden Zusatz (Natriumcitrat) wird die Blutgerinnung verhindert. Danach wird das Blut mit Sauerstoffgas aufgeschäumt und in einer speziellen Apparatur mit UV-Licht bestimmter Wellenlänge bestrahlt. Dabei entsteht eine aktivierte Form des Sauerstoffs. Das mit Sauerstoff angereicherte Blut wird dann dem Patienten intravenös zurückinjiziert.

Ozon-Sauerstofftherapie: Bei der Ozon-Sauerstofftherapie wird dem Sauerstoff eine kleine Menge Ozon, der eine aktivierte Form des Sauerstoffs darstellt, beigefügt. Dieses Gasgemisch kann auf verschiedene Art angewandt werden.

Bei der Eigenblutbehandlung wird das dem Patienten abgenommene Blut mit dem Gasgemisch versetzt und dem Patienten wieder eingespritzt. Man kann es aber auch äußerlich als Begasung anwenden. Geringe Gasmengen können überdies injiziert werden.

Bei der Eigenblutbehandlung können durch die Gabe verschiedener Konzentrationen von Ozon mehrere Behandlungsziele verfolgt werden. So dienen geringe Beigaben von Ozon zur Verbesserung der Durchblutungsverhältnisse. Die Fließeigenschaften des Blutes werden positiv beeinflusst, und die Sauerstoffabgabe des Blutes an das Gewebe wird erhöht. Hohe Zusätze von Ozon wirken dagegen keimtötend und werden bei schweren Infektionen und zur Förderung der Wundheilung verwendet.

Die Erfolgsaussichten der Sauerstofftherapien hängen vom Ausmaß der bestehenden Durchblutungsstörung ab und davon, inwiefern bereits eine Schädigung des Hörorgans eingetreten ist. Es ist sinnvoll, die klassische SMT mit einer der anderen angeführten Therapien zu verbinden, da sie sich gegenseitig in der Wirkung verstärken.

Akupunktur

Die Akupunktur hat ihren Ursprung in China; ihre ersten schriftlichen Quellen sind ca. 2200 Jahre alt. Diese Therapie basiert auf der Erkenntnis, dass die Ursache jeder Krankheit eine Blockade im Energiefluss ist. Die Energie – das sogenannte Qi oder Chi – fließt in Bahnen, den Meridianen, durch den Körper. Entlang dieser Meridiane liegen die Akupunkturpunkte. Durch die Anregung oder Beruhigung dieser Punkte kann man den Energiestrom beeinflussen und regulieren. Man bezeichnet die Akupunktur auch als eine Regulationstherapie.

Die Akupunktur versucht Blockaden im Energiefluss aufzulösen.

Im Falle einer Krankheit kann die Energie nicht frei fließen, sondern staut sich. Manche Teile des Körpers haben zu viel, andere zu wenig davon. Durch die Stimulation der Akupunkturpunkte werden diese Blockaden im Energiefluss aufgehoben, das Qi kann wieder frei fließen.

Die Meridiane sind energetisch mit Organen und Funktionskreisen verbunden. Wenn die Funktionsstörung eines Organs festgestellt wird, reguliert man den Fluss der Energie in dem betreffenden Meridian, führt also dem Organ Energie zu; falls es zu wenig davon hat, oder führt Energie ab, falls ein Zuviel vorhanden ist. Diese Energie ist nicht etwas im westlichen Sinne materiell Erfassbares. Die Meridiane entsprechen auch nicht den Nervenfasern oder Blutbahnen unseres Körpers. Aber auch im Westen werden die Erfolge der Akupunktur zunehmend anerkannt. Die Behandlung von Tinnitus mittels Akupunktur erfolgt über die bei der jeweiligen Person an der Erkrankung beteiligten Meridiane. Das sind nicht nur diejenigen, die sich im Bereich des Kopfes befinden.

Bei der Untersuchung vor der ersten Akupunkturbehandlung wird gewissermaßen ein kompletter energetischer Status Ihres Körpers erhoben. Dort, wo der Therapeut einen Mangel oder einen Überschuss an Energie feststellt, wird therapiert. Seien Sie also nicht verwundert, wenn auch Nadeln in Ihr Bein gestochen werden, obwohl Sie wegen Ohrgeräuschen zur Behandlung gekommen sind!

Die Wahl des Therapeuten ist wichtig. Es gibt inzwischen immer mehr Ärzte, die eine Ausbildung in Akupunktur haben. Die Anzahl der Behandlungen hängt davon ab, wie Sie auf die Therapie ansprechen – und das kann kein Therapeut voraussehen. Seien Sie also vorsichtig, wenn ein Therapeut sich auf eine bestimmte Anzahl von Sitzungen festlegen will, noch bevor Sie die erste hinter sich haben! Wie bei anderen Verfahren, die regulierend wirken, müssen Sie auch hier mit einer Erstverschlimmerung rechnen. Ein gewissenhafter Therapeut wird Sie darauf aufmerksam machen. Die Therapie sollte so lange andauern, bis eine Besserung eintritt. Das Symptom muss nicht ganz verschwunden sein. Die Hauptsache ist, man hat etwas in Gang gebracht. Wie bei allen naturheilkundlichen Methoden gilt auch hier als Ziel: dem Körper helfen, sich selbst zu helfen. Auf keinen Fall sollten Sie mehr als zehn bis zwölf Akupunktursitzungen in Folge absolvieren. Wenn bis dahin keine Reaktion eingetreten ist, sollten Sie die Behandlung nicht weiter fortsetzen.

Die Akupunktur hilft dem Körper, sich selbst zu helfen.

Wenn Ihr Leiden schon lange besteht, ist es nicht nötig, ja es ist sogar nicht ratsam, die Sitzungen gehäuft abzuhalten. Es genügen zwei oder drei pro Woche. Der Zeitraum, über den sich die gesamte Behandlungsdauer erstreckt, sollte allerdings nicht zu lang sein. Also bitte nicht vier Sitzungen vor und die anderen nach dem Urlaub! Das macht kein seriöser Akupunkteur.

Tritt eine Besserung ein, sollten Sie Ihrem Körper etwas mehr Zeit zwischen den Sitzungen geben, also die Zeitabstände vergrößern. Die Akupunktur setzt ja auch Reize, und der Körper braucht Zeit, um auf diese zu reagieren. Setzt man zu viele Reize in zu kurzen Zeitabständen, erreicht man keine Reaktion, sondern eine Überreizung.

Die eingetretene Besserung kann, muss aber nicht andauern. Dafür kann Ihnen niemand eine Garantie geben. Die Akupunktur ist eine gute und, von geübter Hand durchgeführt, risikolose Therapie. Richtig angewendet, hat sie keine gefährlichen Nebenwirkungen. Schon zahlreiche Patienten mit chronischem Tinnitus haben sich einer Akupunkturbehandlung unterzogen. Leider liegen über die Erfolgsrate keine wirklich gesicherten Ergebnisse vor, da diese Therapie noch nicht zu den allgemein üblichen Methoden gehört.

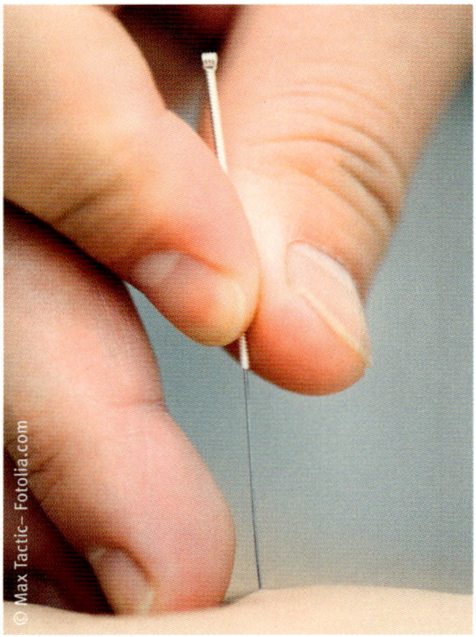

Akupunkturbehandlungen gelten inzwischen als anerkannte Behandlungsalternativen oder -ergänzungen.

Kinesiologie

Die Kinesiologie ist eine weitere ganzheitliche Methode. Ihre Anfänge hat die Kinesiologie in der Arbeit des amerikanischen Chiropraktikers George Goodheart, der herausfand, dass eine bestimmte Art des Muskeltestens Hinweise auf körperliche und emotionale Zustände des Menschen geben kann.

Heute wird die Kinesiologie (von griechisch *kinesis* = Bewegung) sowohl therapeutisch-diagnostisch angewendet als auch im Bereich von Beratung und Coaching. Als „Lehre von der Bewegung" zeigt sie über diverse Muskeltests, wo Blockaden im freien Fluss der Energie durch den Körper und im emotionalen Bereich liegen und wie die Lebensenergie wieder selbstregulierend werden kann.

Die Kinesiologie kann Hinweise auf körperliche und emotionale Zustände des Menschen geben.

Die Ursachen der Blockaden sind vielfältig: Es kann ein Ungleichgewicht im Meridiansystem sein, begrenzende Glaubensmuster, Automatismen in Reaktionen, mangelnde Gehirnintegration aufgrund von Stress, traumatische Erfahrungen, Überforderung, fehlerhafte Ernährung usw. – so vielfältig die Ursachen, so vielfältig die Wege, die der Kinesiologe geht. Möglichkeiten sind die Arbeit mit dem Energiefluss, mit Reflexpunkten, mit der Veränderung von Einstellungen, Aufbau des Selbstwertgefühls, Bewegungsübungen, Ernährungsumstellung, um nur einige wenige zu nennen.

Klangtherapie

Bei der Klangtherapie erfolgt, wie der Name schon sagt, die Behandlung mit Musikklängen. Der Patient hört über Kopfhörer (meist klassische) Musik und lernt durch spezielle, auf den Tinnitus abgestimmte eingearbeitete Passagen, die Ohrgeräusche zu überhören. Dabei werden das schon bei den Maskern (siehe S. 85) erwähnte Phänomen der Verdeckung und der Effekt, das Gehör zu trainieren, genutzt.

Die Klangtherapie wurde vom französischen Arzt Alfred Tomatis entwickelt. Sie kommt nicht nur bei der Tinnitus-Therapie zum Einsatz, sondern auch bei einer ganzen Reihe anderer Krankheiten. Sie steigert die allgemeine Leistungsfähigkeit und dient der geistigen Entspannung in der heutigen Welt der Reizüberflutung. Sie trainiert das Gehör und steigert so die Hörfähigkeit. Für die Behandlung von Tinnitus wurde diese Methode speziell abgewandelt, und zwar in Hinsicht auf den Frequenzbereich des Tinnitus beim jeweiligen Betroffenen.

Die Klangtherapie trainiert das Gehör und steigert so die Hörfähigkeit.

Konkret sieht das so aus, dass ein Musikstück in einzelnen Passagen die Frequenz, die dem Tinnitus eines Patienten entspricht, verstärkt und etwas verzerrt wiedergibt. Zu Beginn hören die Patienten diese verzerrten Frequenzen und empfinden das auch als störend. Aber dann wird durch Training des Gehörs erreicht, dass das Harmonische der Musik dieses störende Element übertönt.

Wichtig bei der Wahl der entsprechenden Musikstücke ist, dass sie sehr viele hohe Frequenzen aufweisen. Dafür bieten sich Violinkonzerte an; doch zunehmend finden auch Stücke aus der Unterhaltungsmusik Verwendung. Auch dies kann den Wünschen des Einzelnen angepasst werden.

Die Musik muss täglich gehört werden. Natürlich hat diese Therapie einen weitaus besseren Effekt bei den Patienten, die ohnehin schon gerne Musik hören. Sie können sich dabei auch herrlich entspannen, was ein sehr wichtiger Aspekt dieser Therapie ist. Das Wichtigste ist jedoch, das Gehirn daraufhin zu trainieren, die disharmonischen Frequenzen, die dem Tinnitus entsprechen, zu überhören zu lernen. Auch die allgemeine Hörfähigkeit bessert sich zusehends. Auch die Klangtherapie kann Ihren Tinnitus nicht wegzaubern, aber sie kann ihn erträglicher machen. Ihre Toleranz den Ohrgeräuschen gegenüber wird größer. Mit der Zeit wird Ihre Aufmerksamkeit von den störenden Frequenzen abgelenkt. Und es handelt sich um eine sehr angenehme Therapie ohne Nebenwirkungen und Risikofaktoren.

Homöopathie

Die Homöopathie wurde zu Beginn des 19. Jahrhunderts von Samuel Hahnemann begründet und basiert auf dem Ähnlichkeitsprinzip. Sie besagt, dass bestimmte Mittel, die bei einem völlig gesunden Menschen bestimmte Krankheitssymptome auslösen können, bei einem Kranken genau diese Krankheiten heilen können. Die Wirkung hängt nur von der Dosierung ab. Hohe Dosen eines Mittels lösen die Symptome aus, während niedrige Dosen exakt diese Symptome bekämpfen.

Die Gesamtheit der Symptome in der Homöopathie entspricht dem individuellen Krankheitsstatus eines Menschen. Alles ist von Bedeutung bei der Wahl des richtigen homöopathischen Mittels: Angefangen von Ihren Lebensgewohnheiten, was Sie gerne essen oder trinken, ob Sie lieber Urlaub am Meer oder in den Bergen machen, bis hin zur Frage, wo es Ihnen genau wehtut. Dabei ist die Besonderheit der Symptome entscheidend. Je ungewöhnlicher ein Symptom ist, desto wichtiger ist es bei der homöopathischen Behandlung. Diese Therapie ist also im wahrsten Sinne des Wortes ganzheitlich. Dabei ist natürlich die Erfahrung des Therapeuten von großer Bedeutung, aber auch seine Intuition.

Es gibt viele homöopathische Mittel, die sich bei der Behandlung von Tinnitus als erfolgreich erwiesen haben.

Bei der Behandlung von Tinnitus wird als Heilmittel z. B. Salicylsäure verwendet, als Acidum salicylicum in homöopathischer Konzentration. Salicylsäure kann auch Ohrgeräusche auslösen – aber in der Homöopathie kommt es auf die Konzentration an. Dasselbe gilt für Chinin: Einerseits löst es Ohrgeräusche aus, andererseits wird es als Chininum sulfuricum zur Heilung derselben verwendet. Ein weiteres wirksames Mittel bei Tinnitus, verbunden mit Schwindel und Schwerhörigkeit, ist das Präparat Vertigoheel. Hinzu kommen Mittel wie Cimicifuga, wenn Tinnitus bei Frauen im Klimakterium auftritt und mit Depressionen verbunden ist, oder Viscum album bei hochdruckbedingten Ohrgeräuschen. Dies sind nur Beispiele – es gibt viele homöopathische Mittel, die sich bei der Behandlung des Tinnitus als erfolgreich erwiesen haben. Diese Therapie muss sehr individuell auf jeden Einzelnen zugeschnitten werden, denn hier gleicht wirklich kein Mensch dem anderen.

Phytotherapie

Die Phytotherapie oder Pflanzenheilkunde bedient sich der heilenden Wirkung von Pflanzen und deren Auszügen. Bei der Anwendung spielt die volksheilkundliche Erfahrung eine große Rolle, ebenso wie die wissenschaftlichen Analysen der einzelnen Bestandteile und wirksamen Stoffe der verschiedenen Pflanzen.

Zur Phytotherapie gehört eigentlich bereits das Essen roher Pflanzen, z. B. von Gemüse oder Obst. Küchenkräuter enthalten ebenfalls wirksame und heilende Substanzen. Meist jedoch werden Pflanzen als Tee oder alkoholischer Extrakt im Handel vertrieben, nicht zuletzt der Haltbarkeit wegen. Wie bei der Homöopathie gibt es auch hier eine ganze Reihe von Ratgebern, die sich mit diesem Thema ausführlich befassen.

Phytotherapeutische Mittel sind wirksam und ohne „Chemie“.

Für die Behandlung von Tinnitus sind beruhigend wirkende Mittel zu erwähnen, z. B. Baldrian, Melisse, Kava-Kava oder Johanniskraut, das auch eine stimmungsaufhellende Wirkung hat. Diese Präparate sind durchaus wirksam und ohne „Chemie“. Sie müssen nur über einen gewissen Zeitraum hinweg eingenommen werden, damit sich ein ausreichender Spiegel im Blut aufbauen kann. Von diesen Mitteln können Sie nicht abhängig werden, was ein großer Vorteil ist. Auch sind keine schädlichen Nebenwirkungen bekannt. Pflanzen, die kreislaufaktiv wirken, eignen sich ebenfalls zur Behandlung von Tinnitus. Dazu gehören Arnika, Ginkgo, Weißdorn oder Rosskastanie.

Laser-Ginkgo-Therapie

Diese Therapie ist eine Kombination der Phytotherapie mit der schulmedizinischen Lasertherapie bei der Behandlung des Tinnitus. Hierbei erfolgt parallel zur Gabe eines Ginkgo-Medikaments eine Laserbestrahlung mit einem sogenannten Low-Power-Laser. Der Laser wird aus ca. 2 cm Entfernung vom Kopf in Richtung auf das Innenohr gerichtet. Eine Sitzung dauert etwa zehn Minuten. Vor der Sitzung wird dem Patienten intravenös das Ginkgo-Präparat verabreicht. Diese Therapieform wurde längere Zeit hoch gepriesen.

Neueste Studienergebnisse deutscher Universitätskliniken stellen jedoch ihre Effektivität in Frage. Es waren insgesamt keine eindeu-

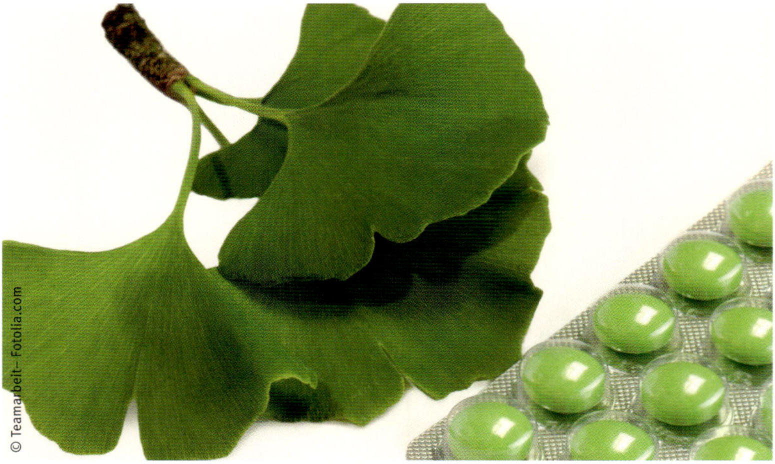

Pflanzenheilkundliche Mittel haben in der Regel keine Nebenwirkungen. Ihre Wirksamkeit entfaltet sich meistens erst bei der Einnahme über einen längeren Zeitraum.

tigen Erfolge zu verzeichnen. Außerdem ließ es sich nicht nachweisen, ob die Laserenergie in ausreichendem Maße das Innenohr erreichen kann, um dort therapeutisch wirksam zu sein.

Low-Level-Laser-Therapie

Seit Ende der 80er-Jahre wird in Deutschland, aber auch in anderen europäischen Ländern und in den USA die Low-Level-Laser-Therapie (LLL-Therapie) zur Behandlung von Tinnitus, aber auch anderer Erkrankungen des Innenohrs durchgeführt. Verfechter der Lasertherapie verweisen auf positive Ergebnisse. Um die Wirkungsweise der LLL-Therapie zu erläutern, müssen wir ein wenig ausholen: In den Kraftwerken der Körperzellen, den Mitochondrien, wird Nahrung mittels Sauerstoff zu Energie umgewandelt. Eine wichtige Rolle spielt dabei die Bildung von ATP (Adenosin-Tri-Phosphat), einem Coenzym für energieliefernde Stoffwechselreaktionen.

Wenn in den Innenohrzellen aufgrund chronischer Überforderung zu wenig Zellkraftstoff ATP produziert wird, beginnt entweder ein langsam schleichender oder ein akut einsetzender Schädigungsprozess des Gesamtorgans, der unter anderem zu Tinnitus führen kann.

Jede einzelne Sinneszelle unseres Innenohrs ist ein einzigartiges Zellindividuum, das uns unser ganzes Leben lang begleitet. Die Zelle besitzt wegen ihrer hohen Spezialisierung keine Teilungsfähigkeit, kann sich also nicht wie beispielsweise die Hautzellen durch Zellteilung regenerieren. Dafür besitzt die Innenohrzelle eine hohe evolutionäre Zähigkeit, die ihr ermöglicht, über viele Jahre hinweg zu arbeiten, auch dann noch, wenn sie schon geschädigt ist. Dies nutzt die LLL-Therapie, indem sie der erschöpften, aber lebendigen Innenohrzelle über die Steigerung ihrer ATP-Produktion eine Regeneration ermöglicht.

Die Low-Level-Laser-Therapie versucht, im Innenohr eine positive biologische Reaktion hervorzurufen. Dabei werden grundlegende Wirkmechanismen genutzt: Aufgrund der biologischen Grundkonzeption unseres zellulären Kraftwerks (Kollektorprinzip) wird elektromagnetische Energie, die aus dem Nährstoffabbau frei wird, als Primärenergie zur Produktion von ATP genutzt. Die Mitochondrien verfügen dazu über „Antennen", die die Energie aufnehmen. Die Antennen können neben den Photonen der natürlichen solaren Strahlung auch die Photonenenergie des Low-Level-Laserlichts nutzen.

Die Low-Level-Laser-Therapie versucht, im Innenohr eine positive biologische Reaktion hervorzurufen.

Low-Level-Laserlicht ist verdichtetes Licht aus dem roten Spektrum des sichtbaren Anteils elektromagnetischer Strahlung, also dem, was wir unter Licht verstehen. Es erreicht die Zellkraftwerke auch tiefer liegender Körperzellen und wird von deren Kollektoroberflächen als zusätzliche Energie aufgenommen – die Zellen können so mehr Zellenergie ATP produzieren. Hat die Innenohrzelle ausreichend Zellenergie, kann sie ihre Vitalität wiedergewinnen.

Ärzte, die die LLL-Therapie anwenden, gehen nach mehrjähriger Beobachtung von Innenohrheilungsprozessen davon aus, dass sich auch schwerste Innenohrstörungen wie quälender langjähriger Tinnitus mit einem ärztlich und lichttechnologisch modernen Therapiemanagement lindern lassen.

Eine Therapie mit LLL wird ambulant durchgeführt und dauert zehn Tage. Zu Beginn der Therapie wird die jeweilige Ausgangssituation des Patienten mittels einer Tonaudiometrie festgestellt, am Ende der Therapie wird der Regenerationsprozess mittels einer erneuten Tonaudiometrie überprüft. Dabei werden die Innenohrorgane täglich jeweils für rund 60 Minuten behandelt – die LLL-Lichtapplikation erfolgt mittels mindestens vier hochwertiger Laserlichtquellen sowohl über den Gehörgang als auch über den Warzenfortsatz (Mastoid) und das Felsenbein. Das gesamte Organumfeld wird mit Photonenenergie durchflutet und biostimulativ angeregt. So soll eine nachhaltige positive Langzeitwirkung erzielt werden.

Bei chronischen Erkrankungen wie Tinnitus gibt es außerdem die Möglichkeit, die LLL-Therapie zuhause weiterzuführen. Ein mobiles Therapiesystem wie z. B. das Tinnitus-Home-Care-System besteht aus einer LL-Laserlichtquelle und einer Lichtleiter-Kopfhörer-Komponente. Das Gerät kann gekauft oder geleast werden. Diese mobile Therapie sollte aber erst nach der intensiven Ersttherapie in der ärztlichen Praxis und begleitet von weiterer ärztlicher Beratung betrieben werden.

Bei Tinnitus können Sie die LLL-Therapie zuhause weiterführen.

Low-Level-Laserlicht wird seit rund 30 Jahren erforscht. Die wachsende Kenntnis der biologischen Qualitäten von LLL ermöglicht auch einen vorbeugenden Einsatz. So ist es kein Problem mehr, das Innenohr belastende Geräte wie Telefone, Kopfhörer oder Hörgeräte mit niedrig dosierten Low-Level-Laserlichtdioden auszustatten. So können die Innenohrzellen schon während einer aktuellen Belastung eine schützende Energiezufuhr erhalten.

Psychotherapeutische Heilmethoden und Entspannungstechniken

Die moderne Psychoanalyse, die von dem österreichischen Nervenarzt Sigmund Freud begründet wurde, versucht seelischen Problemen dadurch auf den Grund zu kommen, dass verdrängte traumatische Erlebnisse noch einmal durchlebt werden.

Die Psychotherapie, die auf die Freudsche Psychoanalyse zurückgeht und eine allgemeine Bezeichnung für alle Formen der psychologischen Behandlung ist, ist hierzulande immer noch mit Vorurteilen behaftet. Viele Menschen denken, wer eine solche Therapie in Betracht zieht, sei irgendwie abgestempelt, gar etwas verrückt. In den USA ist es dagegen völlig selbstverständlich, bei schwierigen oder tieferliegenden Problemen die Hilfe der Psychotherapie in Anspruch zu nehmen.

Es gibt sehr viele psychotherapeutische Heilmethoden. Wer „nur" an Tinnitus erkrankt ist, wird keine langwierige Psychoanalyse machen, außer in ganz besonderen Fällen, bei denen jedoch der Tinnitus nicht als therapeutisches Problem im Vordergrund steht. Viele andere psychotherapeutische Verfahren stellen eine wirksame Hilfe bei der Tinnitus-Behandlung dar, ohne dass sie sehr „in die Tiefe" vordringen müssen. Die Therapie soll Ihnen vielmehr innerhalb kurzer Zeit dabei helfen, mit Ihrem Tinnitus besser zurechtzukommen, sich weniger belastet zu fühlen oder Ihnen wirksame Methoden der Selbsthilfe anbieten.

Es gibt viele verschiedene psychotherapeutische Heilmethoden.

Die Psychotherapie ist eine sehr breit angelegte Therapieart. Sie gibt dem Patienten auch die Möglichkeit aktiver Mithilfe bei Behandlung und Genesung. Vielleicht ist sie deshalb für viele zu unbequem. Man ist ja sonst als Patient daran gewöhnt, sich behandeln zu lassen – also passiv zu sein. Außerdem soll man auch noch aus sich herausgehen und sich zu vielem, was in einem steckt, bekennen. Sicher kommen dabei manche unangenehmen Dinge zutage. Es kostet Überwindung, sich vor einem Arzt oder Therapeuten seelisch zu „entkleiden".

Dabei ist die Psychotherapie heute sicherlich eine der effektivsten Methoden, die die moderne Medizin bietet, um eine ganzheitliche ärztliche Hilfe zu leisten. Gerade bei der Behandlung des Tinnitus nimmt sie einen ganz besonderen Stellenwert ein. Da bei chronischem Tinnitus die Therapie nicht darauf ausgerichtet sein kann, dieses Phänomen zum völligen Verschwinden zu bringen, muss das

Therapieziel sein, das Leben mit dem Tinnitus erträglicher zu machen.

Wissen Sie eigentlich, dass schon das erste Arztgespräch der Beginn einer Psychotherapie ist? Deshalb ist die richtige Arztwahl so wichtig. Denn Vertrauen in den Arzt Ihrer Wahl ist das Allerwichtigste für eine individuell erfolgreiche Therapie. Gerade eine Behandlung, die in Ihr Innerstes, die Seele, eingreift, erfordert eine weitaus größere Akzeptanz und Bereitschaft Ihrerseits, als wenn es sich nur darum handelt, eine Spritze zu bekommen.

Es ist von großem Vorteil, wenn ein Patient die Notwendigkeit einer Psychotherapie erkennt und akzeptiert oder wenn er sie gar selbst vorschlägt und wünscht. Das erhöht die Wirksamkeit der Therapie um ein Vielfaches. Denn dies stellt eine wesentlich günstigere Ausgangsposition dar, als wenn der Arzt den Patienten überreden muss, sich auf diese Weise helfen zu lassen.

Bei einer psychotherapeutischen Behandlung von Tinnitus ist es von Bedeutung, dass das Gehör des Patienten weitgehend intakt ist oder eine erhebliche Gehörminderung durch ein entsprechendes Hörgerät ausreichend korrigiert ist, denn zur Psychotherapie gehört eine ungestörte Kommunikation.

Wir wollen Ihnen im Folgenden bekannte und weniger bekannte psychotherapeutische Verfahren kurz erläutern. Betrachten Sie dies als wertfreie Information und nicht als Empfehlung. Es gibt sehr viele Arten der Psychotherapie, von der Psychoanalyse über andere analytische bis hin zu dynamischen und gruppentherapeutischen Verfahren, auf die hier nicht näher eingegangen werden soll. Die wichtigsten psychotherapeutischen Verfahren, die bei Tinnitus zum Einsatz kommen, sind die Gesprächstherapie, die Verhaltenstherapie, die Körpertherapie, zu der auch die sogenannten Entspannungsverfahren gehören, und die Selbsterfahrungsgruppen. Bei der Auswahl sollten Sie sich von Ihrem Gefühl leiten lassen, aber den einzelnen Methoden auch kritisch gegenüberstehen. Es ist Ihre persönliche Angelegenheit, genauso wie es auch Ihr Tinnitus ist, mit dem Sie leben müssen.

Wie Sie persönlich diese Behandlungen erleben, kann niemand vorher wissen oder nachvollziehen, denn dabei entstehen ganz persönliche Erfahrungswerte. Betrachten Sie es am besten als spannend und interessant, etwas mehr über sich selbst durch die eine oder andere Methode zu erfahren. Probieren Sie ruhig verschiedene Therapieformen aus und entscheiden Sie dann, welche Ihnen persönlich am meisten liegt. Sie müssen die Therapieform annehmen und sich dabei wohlfühlen.

Probieren Sie verschiedene Therapieformen aus und entscheiden Sie dann, welche Ihnen am meisten liegt.

Bei den Entspannungstherapien gibt es beispielsweise Verfahren, die mehr mit körperlichem Einsatz arbeiten. Wenn Sie aber kein Anhänger von körperlicher Anstrengung sind, wäre eine solche Form der Therapie nicht für Sie geeignet. Sie sollten auf jeden Fall die gewählte Therapie erst einige Zeit praktiziert haben, bevor Sie urteilen, ob Sie einen Nutzen für sich daraus ziehen können oder nicht.

Zu Beginn sollten Sie das Verfahren unter der Leitung eines Therapeuten erlernen und es nicht gleich auf eigene Faust versuchen. Sie gewöhnen sich dabei Disziplin an und haben die Gewissheit, auch technisch richtig vorzugehen. Sie sind eine Zeitlang „unter Kontrolle“. Auch kann die Arbeit unter solch einer Leitung anspornen, denn Sie werden für Ihre Fortschritte gelobt und somit auch motiviert.

Hin zum Gleichgewicht

Einen grundlegenden Aspekt haben alle psychotherapeutischen Verfahren gemeinsam, nämlich einen Zustand der Entspannung herbeizuführen. Ziel ist eine Art energetisches Gleichgewicht im Körper, das es Ihnen ermöglicht, mit den Belastungen, die nun einmal zu jedem Leben gehören, besser umzugehen und sich durch diese nicht so leicht aus der Bahn geworfen zu fühlen.

Das geht natürlich nicht von heute auf morgen und ist überdies Trainingssache. Genauso, wie Sie im Fitnessstudio keinen straffen Körper bekommen, wenn Sie sich nur hin und wieder an den Geräten betätigen, verlangt auch Ihr Geist ein längeres Training, um den angestrebten Zustand zu erreichen. Und genauso, wie Sie unter verschiedenen Fitnessmethoden wählen können, sollten Sie auch ganz für sich herausfinden, welche der angebotenen Methoden des geistigen Trainings Ihnen am meisten hilft.

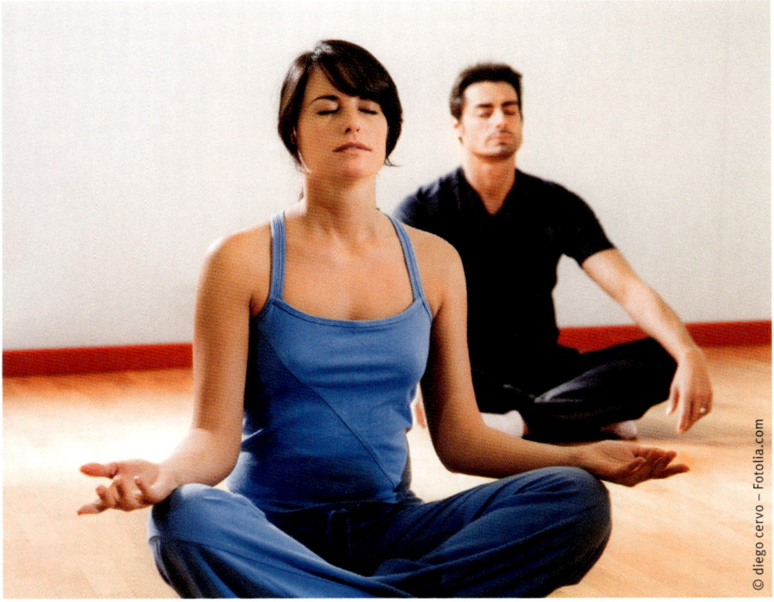

Körperbetonte Entspannungstechniken eignen sich gut zum Abschalten – sie sollten allerdings unter professioneller Anleitung erlernt werden.

Die Wirkung dieser Verfahren ist ganzheitlich. Über den Körper erzielen sie eine Wirkung auf die Seele – und umgekehrt. Da der Tinnitus als eine psychosomatische Krankheit angesehen wird, bei der seelische Probleme körperliche Störungen auslösen können, kann diese Krankheit auch über die Seele behandelt werden.

Über den Körper erzielen psychotherapeutische Verfahren eine Wirkung auf die Seele – und umgekehrt.

Die Medizin kennt heute viele psychosomatische Erkrankungen, die durch seelische Zustände ausgelöst und aufrechterhalten werden können, z. B. Migräne oder Magengeschwüre. Welche Krankheit bei wem zutage tritt, hängt von der speziellen Konstitution des Einzelnen ab.

Jeder Mensch hat sein „Schockorgan", das Organ, das am empfindlichsten, am leichtesten auf allgemeine Befindlichkeitsstörungen reagiert: Der eine bekommt Pickel oder eine Art Nesselsucht bei Aufregung, dem anderen schlägt der Stress auf den Magen – und bei Ihnen? Bei Ihnen klingelt es eben im Ohr. Bei all diesen Erkrankungen kann man (nach Abklärung der körperlichen Ursachen) auf psychotherapeutische Verfahren zurückgreifen.

Diese repräsentieren im wahrsten Sinne des Wortes die ganzheitliche Medizin, die keine Trennung zwischen der Behandlung von körperlichen und geistigen Symptomen kennt. Auch die bereits erwähnte Akupunktur und die Kinesiologie können zu diesen Verfahren gezählt werden, denn auch hier wird über den Körper an der Seele „gearbeitet". Alle Verfahren, die hier beschrieben werden, versuchen, über die Entspannung des Körpers ausgleichend und entspannend auf den Geist, auf die Seele zu wirken.

„Als ob ich in einer Muschel säße“

Ich habe seit zwei Monaten Tinnitus. Es kam ganz plötzlich an Neujahr. Eine Woche vorher hatte ich eine Mittelohrentzündung und war deshalb auch in Behandlung bei einem HNO-Arzt. Auf einmal hatte ich an jenem Tag im linken Ohr ein Gefühl wie Watte, das Gehör war weg. Und im Ohr hatte ich ein Rauschen, als ob ich in einer Muschel säße, und ein Rasseln und Klingeln. Es war furchtbar.

Zwei Tage später ging ich zu meinem HNO-Arzt, der gleich sagte, das sei ein Hörsturz und ich sollte sofort in eine Klinik. Dort würde ich Infusionen bekommen und hätte Ruhe. Ich war dann zehn Tage lang in der Klinik und erhielt Infusionen. Außerdem nahm ich Tabletten zur besseren Durchblutung ein. Mein Gehör wurde besser, und die Hörfähigkeit steigerte sich von 20 auf 80 %. Das Rauschen war durch die Infusionen auch verschwunden, es blieb aber ein hoher, sehr unangenehmer Pfeifton, der ständig da war.

Tagsüber konnte ich das noch ganz gut ertragen, wenn um mich herum etwas los war und ich auch abgelenkt wurde. Aber abends war es schlimm für mich. Ich brauchte immer Musik oder ließ den Fernseher laufen, damit ich es besser ertragen konnte. Auch zum Einschlafen stellte ich mir Musik an.

Nach dem Klinikaufenthalt ging ich gleich wieder arbeiten. Aber als das Geräusch nach drei Wochen trotz der Tabletten noch immer nicht besser wurde, fragte ich meinen Arzt nach weiteren Möglichkeiten. Mein Blut wurde untersucht, ein EEG gemacht und auch – mit Kontrastmittel – ein Computertomogramm. Schließlich meinte der Arzt, ich sollte es mit einer Sauerstofftherapie versuchen. Ich nahm dabei in Kauf, zur Behandlung in ein 100 km entferntes Zentrum zu fahren, wo die Kosten voll von der Kasse gedeckt werden.

Während der Therapie ging es mir zuweilen sehr schlecht. An einem Wochenende war der Ton, dieses schreckliche Pfeifen, so laut, dass ich dachte, ich müsste die Tapeten von den Wänden kratzen; ich bin schier verrückt geworden. Aber das gab sich dann wieder. Nach der achten Fahrt in der Überdruckkammer kam der Durchbruch. An diesem Abend war der Ton zeitweise ganz weit weg. Das gibt mir Zuversicht.

Meine Erkrankung hat mir zu denken gegeben. Ich arbeite seit zehn Jahren in einer Fabrik, und zwar im Schichtdienst. Wir tragen Hörschutz. Jedes Jahr wird vom Betrieb ein Hörtest durchgeführt. Aber ich bin starkem Lärm ausgesetzt. Ich bin an sich – wären nicht diese Ohrgeräusche – ein offener und fröhlicher, sehr aktiver Mensch. Ich gehe oft mit Freunden weg, tanzen und so. Ich bin nicht gern allein zu Hause. Jetzt frage ich mich manchmal, ob ich nicht vieles überspielt habe. Ich möchte jetzt etwas ruhiger leben, versuchen, mehr für mich allein zu sein. Außerdem überlege ich, ob ich nicht den Arbeitsplatz wechseln sollte.

Wilma Z., 34, Arbeiterin in Fulda

Autogenes Training

Das autogene Training ist eine Methode der Selbstentspannung. Begründet wurde es von dem Berliner Psychiater J. H. Schultz. Dabei versetzen Sie sich durch eigene Suggestionen der Schwere und Wärme in einen entspannten Zustand. Die Suggestionen, also Beeinflussungen, können auch vom Therapeuten kommen. Mittels dieser durch Konzentration herbeigeführten Entspannung können Körper und Seele abschalten, ruhen und sich von Stress erholen. Durch solche Übungen wird das vegetative Nervensystem allmählich „umgepolt“, sodass es nicht mehr unkontrolliert und übermäßig auf Stress reagiert.

Setzen Sie sich nicht unter Erfolgszwang, wenn es nicht gleich klappt.

Seien Sie nicht ungeduldig! Fordern Sie nicht zu viel von sich selbst, und setzen Sie sich nicht gleich zu Beginn unter Erfolgszwang. Es kann sein, dass Sie die ersten Male überhaupt nicht abschalten können, geschweige denn entspannen. Das macht jedoch nichts. Körper wie Geist brauchen Zeit, um sich umzustellen. Also weitermachen, weitertrainieren. Ein Marathonläufer kann auch nicht ohne Training auf die Strecke gehen. Wenn Sie einmal in diesem Verfahren geübt sind, werden Sie dazu fähig sein, sich binnen kürzester Zeit in einen entspannten Zustand zu versetzen. Sie werden lernen, mit den Reaktionen Ihres Körpers auf negative Reize von außen umzugehen, diese zu lenken und zu steuern. Sie werden insgesamt innerlich ruhiger und ausgeglichener.

Um das autogene Training zu erlernen, ist es sinnvoll, sich von einem Therapeuten in diese Technik einführen zu lassen. Auch die Volkshochschulen bieten Kurse unter geschulter Leitung an.

Progressive Muskelentspannung

Die progressive Muskelentspannung ist eine dem autogenen Training verwandte Methode. Das Ziel ist das gleiche – ein Zustand wohliger Entspannung und der Abbau von Stressfolgen. Diese Methode wurde in den 1930-er Jahren von dem amerikanischen Psychologen E. Jacobson an der Harvard University begründet.

Bei der progressiven Muskelentspannung wird die gesamte willkürliche Muskulatur unseres Körpers nacheinander angespannt und entspannt. Die Methode heißt progressiv, weil die An- und Entspannung fortschreitet, bis alle insgesamt 17 Muskelgruppen entspannt sind. Die Anspannung soll in jeder Muskelgruppe etwa fünf Sekunden angehalten werden. Danach erfolgt die konzentrierte Entspannung. Es handelt sich um eine einfach zu erlernende Methode für jedermann.

Bioenergetik

Die Bioenergetik wurde in den 1940-er Jahren von A. Lowen begründet, einem aus New York stammenden Rechtsanwalt, der noch in späteren Jahren ein Medizinstudium absolvierte. Die Bioenergetik basiert auf der Annahme, dass körperliche Blockaden seelische Störungen auslösen können. Umgekehrt offenbaren sich seelische Störungen am Körper. Seelische Belastung und nervliche Anspannung wie auch deren Verdrängung können im Körper eine Blockade der frei fließenden Bioenergie (Lebensenergie) bewirken. Ein Bioenergetiker kann am Körper ablesen („body-reading"), wo solche Blockaden vorliegen. Über das Lösen der Blockaden – durch gezielte körperliche Übungen – befreit man auch den Geist, und die vormals gestaute Energie kann wieder frei fließen.

Die Bioenergetik wird als Einzel- oder Gruppentherapie angeboten. Sie erfordert neben dem Wunsch, durch eine Art Selbsterfahrung seine Gefühle zu erforschen, auch körperlichen Einsatz. Der Therapeut beobachtet zunächst den Patienten und stellt dabei fest, ob Gegensätze zwischen dem verbalen und körperlichen Ausdruck vorhanden sind. Wenn zum Beispiel jemand mit finsterer Miene und vor der Brust verschränkten Armen dasitzt und behauptet, er nehme mit Freude am Leben teil, so besteht ein Widerspruch zwischen seinem körperlichen Ausdruck und dem, was er sagt. Der Therapeut weist auf solche Diskrepanzen hin, zeigt Ihnen, wo Ihre Verspannungen liegen, fordert Sie auf, mehr auf Ihren Körper zu achten und darauf, was dieser Ihnen sagen will.

Die Bioenergetik wird als Einzel- oder Gruppentherapie angeboten.

Besonders für sehr disziplinierte Menschen, die sich ständig unter Kontrolle halten oder glauben, immer perfekt sein zu müssen, ist dies eine wertvolle therapeutische Methode. Solche Menschen haben oft Probleme, sich richtig zu entspannen und ihr Leben zu genießen. Solche Blockaden können im Laufe der Jahre zu tiefsitzenden Störungen führen, derer man sich gar nicht bewusst ist. Diese Störungen können sich auch in Form von körperlichen Leiden zeigen.

Yoga

Yoga ist eine mehrere tausend Jahre alte Lehre, die aus Indien stammt. Durch Yoga wird die Einheit von Körper, Geist und Seele angestrebt. Bewegungsübungen und Atemtechniken werden durch Meditation ergänzt. Wenn man an Yoga denkt, hat man zunächst diese eigenartig verrenkten Körperübungen vor Augen. Keine Angst, es soll nicht Ihr Ziel sein, sich eines Tages einen Knoten in die Beine machen zu können, sondern Yoga zu Ihren persönlichen Zwecken zu nutzen, nämlich zur Entspannung. Nach einer Yoga-Übung fühlen Sie sich herrlich entspannt und voller Energie.

Seriöse medizinische Untersuchungen haben ergeben, dass es durch konsequentes Durchführen von Yogaübungen möglich ist, auf fast alle Systeme des Körpers Einfluss zu nehmen. Yogis können in einem völlig entspannten Zustand ihren Herzschlag, ihren Blutdruck und sogar ihre Körpertemperatur beeinflussen!

Yoga ist aber nicht als alleinige Therapie gegen chronischen Tinnitus zu empfehlen, sondern als Ergänzung der Behandlung – wie die anderen aufgeführten Entspannungsmethoden.

Auch Yoga ist als Behandlungsergänzung zu empfehlen.

Atemtraining

Mit jeder Entspannungstechnik ist eigentlich auch eine Art Atemschulung verbunden. Das Atmen ist ein unwillkürlicher Vorgang. Wenn wir schlafen, atmen wir ja auch unbewusst. Leider neigen viele Menschen dazu, ihren Atem ständig zu kontrollieren. Dadurch gehen sie immer mehr von der natürlichen Bauchatmung in die forcierte und unnatürliche Brustatmung über.

Atmung verändert sich durch Emotionen. Wem hat es nicht schon einmal vor Schreck den „Atem verschlagen"? In Zuständen großer seelischer Anspannung vergessen wir manchmal das Ausatmen und schnappen dann nach noch mehr Luft. Nervös bedingte Atemstörungen schleichen sich leicht in das Leben ein, das voller Situationen ist, die uns belasten – ob am Arbeitsplatz oder im Privatbereich. Der moderne Mensch hat es eigentlich verlernt, richtig zu atmen. In der Atemtherapie lernen Sie, auf Ihre Atmung zu achten und zu Ihrem natürlichen Atemrhythmus zu finden. Die Atmung

Der moderne Mensch hat es verlernt, richtig zu atmen.

wird durch Übungen vertieft und gekräftigt. Richtiges Atmen wirkt sich entspannend und ausgleichend auf den ganzen Menschen aus.

Es gibt einige Erkrankungen, die einer speziellen Atemtherapie bedürfen, wie z. B. Asthma oder chronische Bronchitis. Aber auch Stimm- und Sprachstörungen können dadurch erfolgreich behandelt werden. Speziell ausgebildete Atemtherapeuten können eine solche Atemtherapie durchführen, aber auch entsprechend geschulte Krankengymnasten.

Feldenkrais-Methode

Die Feldenkrais-Methode wurde von Moshe Feldenkrais begründet, einem Physiker, der sich durch eine eigene Erkrankung für die Neurophysiologie zu interessieren begann. Dabei entdeckte er, dass sich jeder Mensch mit seinem Ich-Bild identifiziert, das wiederum von seinen Bewegungen abhängig ist. Wenn man also die Bewegungen eines Menschen verändert, kann man auch sein Ich-Bild beeinflussen.

Diese Methode vermittelt über sogenannte „Lektionen" ein neues Körperbewusstsein. Die Bewegungen sind nicht anstrengend; sie sollen Spaß machen, sind also eine Art spielerische Selbsterfahrung mit dem eigenen Körper, die zu einer Zunahme der körperlichen und vor allem auch geistigen Flexibilität führt. Diese Methode wird als Einzel- oder Gruppentherapie durchgeführt. Weitere ähnliche Verfahren der Körperschulung sind die Eutonie und die Alexander-Technik.

T'ai-Chi Ch'uan

Diese fernöstliche Methode der Körperschulung ist bei uns auch unter dem Begriff Schattenboxen bekannt. Alle Arten des Körpertrainings, die der fernöstlichen Kultur entstammen (wie auch das Yoga), haben eines gemeinsam: Über das Körpertraining soll der Geist erreicht werden. Körper, Geist und Seele bilden nach östlicher Philosophie eine Einheit. So kann man über bestimmte Formen der Körperschulung auch den Geist schulen und erziehen. Die Übungen des T'ai-Chi Ch'uan, auch kurz T'ai-Chi genannt, werden langsam ausgeführt und bestehen aus einer Reihe von fließend ineinander übergehenden Bewegungsabläufen. Sie machen den Körper geschmeidig, strecken die Muskeln und Sehnen, und Sie lernen, Ihren Körper zu beherrschen. Wichtig ist auch bei dieser Methode das regelmäßige Üben. Sie sollen Spaß haben, sich danach körperlich wohler und beweglicher fühlen. Geist und Seele werden entspannt und bekommen einen richtigen Energieschub. T'ai-Chi wird in Gruppen trainiert, wobei auch Wochenendkurse angeboten werden. Wenn Sie Spaß daran haben und die Technik beherrschen, sollten Sie täglich für sich selbst weiterüben.

T'ai-Chi Ch'uan ist eine asiatische Methode der Körperschulung.

Damit verlassen wir das Feld der Körpertherapien und wenden uns weiteren psychotherapeutischen Verfahren zu, die sich bei der Behandlung von Tinnitus bewährt haben.

Verhaltenstherapie

Die Verhaltenstherapie ist ein psychotherapeutisches Verfahren, bei dem zuerst Formen des Fehlverhaltens analysiert werden; danach wird versucht, diese zu modifizieren oder abzubauen. Die Therapie soll Sie dahin bringen, Ihr eigenes Verhalten unter neuen Gesichtspunkten zu sehen, Sie sollen Ihre Reaktionen auf bestimmte Umstände anders ausdrücken oder besser den gegebenen Umständen anpassen.

Im Laufe des Lebens schleichen sich bestimmte Denkweisen ein, die Sie auf besondere Art und Weise reagieren lassen. Dabei werden Sie von Ihren Gefühlen geleitet, die geprägt sind von Ihren ganz persönlichen Erfahrungswerten. Manchmal führen diese automatischen Gedankenabläufe Sie in eine falsche Richtung, von der Sie selbst aber nicht das Gefühl haben, sie sei falsch. So können Sie in den Augen der Umwelt nicht in angemessener Weise auf bestimmte Situationen reagieren: Manche Dinge werden überbewertet, andere falsch eingeschätzt. Sie bringen sich dadurch oft in eine schlimmere Lage, als es objektiv notwendig wäre. Das verschafft Ihnen zusätzlichen Stress.

Die Verhaltenstherapie analysiert Ihre Denkweise und versucht, Irrwege aufzudecken und Ihnen auf neue, andere Art „die Augen zu öffnen". So wird die Belastung, die Sie in bestimmten Konfliktsituationen erleben, abgebaut. Das erlöst Sie wiederum vom Stress, den Sie sich selbst durch Ihr Verhalten schaffen.

So ist es oft auch mit dem Tinnitus. Sie fühlen sich dermaßen belastet, dass Sie nicht mehr klar denken können. Es kommen Gefühle in Ihnen auf, mit denen Sie nicht umgehen können. Sie verhalten sich den Gefühlen entsprechend, bringen sich aber dadurch in eine Situation, die keinesfalls den realen Umständen entspricht. So können Sie Ängste oder Befürchtungen in Zusammenhang mit Ihrer Krankheit

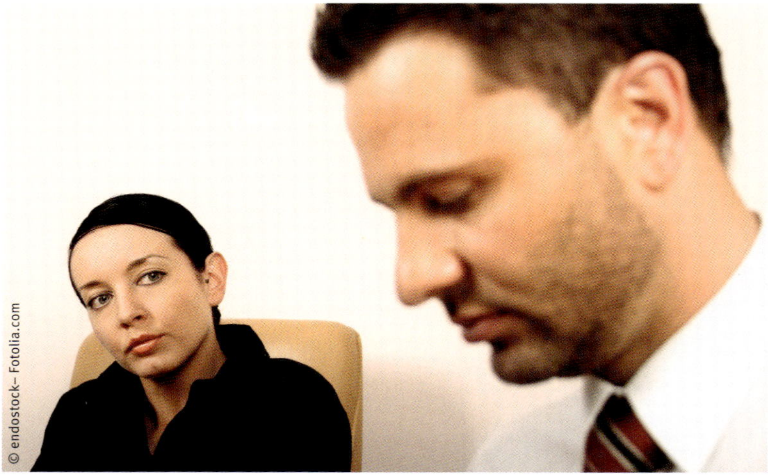

Bei einer Verhaltenstherapie werden eingefahrene Denk- und Verhaltensmuster analysiert.

entwickeln, die unbegründet sind. Indem Ihnen der Therapeut Ihre Denkweisen und die dahinter steckenden Gefühle aufdeckt, werden Sie davon befreit und auf eine andere, positive Bahn gelenkt.

Die Verhaltenstherapie deckt Ihre Denkweisen auf und lenkt sie in positivere Bahnen.

Es gibt verschiedene Arten der Verhaltenstherapie, wobei es meist zu empfehlen ist, diese in einer darauf ausgerichteten Klinik durchzuführen. Mittlerweile existieren einige Kliniken, die sich auf diese Behandlungsform für Tinnitus spezialisiert haben.

„Ich muss mich einfach mehr um mich selbst kümmern"

Meinen ersten Hörsturz hatte ich vor etwa sechs Jahren. Das Telefon läutete, und als ich abhob und mich meldete, hörte ich auf einmal alles so dumpf – als ob ich Watte im Ohr hätte. Dazu rauschte es im Ohr. Ich suchte damals sofort meinen Hausarzt auf. Er riet mir, mich umgehend in eine Klinik zur Behandlung zu begeben. Dort erhielt ich Infusionen unter Zusatz eines Mittels zur Förderung der Durchblutung. Da die ersten Infusionen keinen Erfolg brachten, wurde das Zusatzmittel geändert. Insgesamt waren es wohl zehn Infusionsbehandlungen. Während der ganzen Zeit wurden auch Audiogramme zur Verlaufskontrolle angefertigt. Schon unter der Behandlung trat eine Besserung ein. Das Gehör wurde deutlich besser, und das Rauschen ließ nach. Eigentlich hatte ich schon vor dem Hörsturz ein leichtes wechselseitiges Rauschen in den Ohren verspürt, doch ich hatte nicht groß darauf geachtet. Ein Jahr später erlitt ich den zweiten Hörsturz. Diesmal auf dem anderen Ohr. Ich ließ mich danach komplett durchchecken. Aber die Ärzte fanden eigentlich nichts, nur eine Verkrümmung der Halswirbelsäule. Daraufhin ging ich zum Chiropraktiker, dessen Behandlung mir ebenso gut tat wie die Massagen, die mir verschrieben wurden. Das Rauschen ist aber heute noch da. Mal auf dem einen, mal auf dem anderen Ohr. Manchmal höre ich etwas mehr und manchmal etwas weniger. Am meisten stört mich, dass ich oft mitten im Gespräch meinen Mann fragen muss, was er denn gesagt habe. Ich habe das Gefühl, dass mein Gehör immer schlechter wird. Früher habe ich gerne Musik gehört, heute ist das ein Problem.

Ich mache jetzt eine Gesprächstherapie. Das tut mir ganz gut, obwohl ich mich dadurch ziemlich gefordert fühle. Ich war viel allein in meinem Leben. Mein Mann hat immer viel gearbeitet und war wenig zu Hause. Die beiden Kinder, die jetzt ihr eigenes Leben führen, habe ich praktisch allein großgezogen. Ich kam mir dadurch etwas vom Leben ausgeschlossen vor. Anlass zur Sorge hatte ich nicht, denn mein Mann stand immer zu mir und sorgte für seine Familie. Aber ich kam mir eben so abgeschoben vor. Wenn wir mal eingeladen waren, habe ich mich richtig darauf vorbereitet wie für einen Auftritt.
Ich hatte immer Angst, mich zu blamieren, etwas falsch zu machen. Was eigentlich nie eintrat. Ich wurde schon von allen akzeptiert, wie mir erst später klar wurde. Auch sonst bin ich verletzlich. Ich nehme mir immer gleich alles sehr zu Herzen. Ich denke, ich muss alles allein machen, und will es allen recht machen. So war es die ganzen Jahre.
Durch die Psychotherapie, die ich derzeit mitmache, habe ich viel über mich erfahren. Es fiel mir anfangs schwer, mir einige Dinge einzugestehen. Und es ist schwer, an sich selbst zu arbeiten, um etwas zu verändern. Doch ich spüre, es tut mir gut – auch im Hinblick auf meine Ohrgeräusche. Ich muss mich einfach mehr um mich selbst kümmern und in dem, was ich denke und fühle, nicht nur von anderen Menschen abhängig sein.

Gertrud F., 56, Hausfrau in München

Biofeedback

Das Biofeedback ist eine Behandlungsmethode, bei der Sie lernen, über die eigentlich unterbewusst gesteuerten vegetativen Funktionen eine Kontrolle auszuüben. Der Patient wird sich mittels eines Biofeedback-Geräts seiner unbewussten Körperreaktionen bewusst. Es wird ihm verdeutlicht, dass es möglich ist, diese willentlich zu beeinflussen. Die Biofeedback-Geräte können zum Beispiel Ihren Herzschlag, Ihre Atemfrequenz oder den Hautwiderstand messen. Und sie messen, ob es Ihnen gelungen ist, diese Funktionen zu beeinflussen. Optische oder akustische Signale, die das Gerät sendet, verdeutlichen

Ihre emotionalen Spannungszustände und ob es Ihnen möglich ist, sich auf Wunsch zu entspannen. Deshalb wird diese Behandlungsmethode auch oft mit diversen Entspannungstechniken wie der progressiven Muskelentspannung (siehe S. 125) verbunden.

Das Biofeedback-Verfahren hilft Ihnen, sich von Ihrem Tinnitus abzulenken. Das gibt Ihnen mit der Zeit das Gefühl, dass Sie in gewisser Hinsicht die Ohrgeräusche kontrollieren können.

Das Biofeedback-Verfahren kann eine verminderte Beachtung des Tinnitus erreichen.

Bei Tinnitus-Patienten hat sich tatsächlich gezeigt, dass im Rahmen einer solchen Behandlung die subjektiv empfundene Lautstärke und Unannehmlichkeit der vorhandenen Ohrgeräusche abnehmen. Insgesamt fühlten sich die Patienten von ihrem Tinnitus weniger belästigt.

Diese Methode ist ganz allgemein eine sinnvolle Maßnahme, um Stresserscheinungen entgegenzuwirken und Ihr körperliches und seelisches Wohlbefinden zu steigern. Sie findet auch Anwendung bei verschiedenen psychosomatischen Leiden wie Migräne oder Rückenschmerzen.

Wie gehe ich mit dem chronischen Tinnitus um? – Gewinnen Sie Macht über Ihre Krankheit

Ratschläge sind wohlfeil, da Ihnen die Medizin nur begrenzt helfen kann. Aber es gibt Wege und Strategien, trotz Tinnitus ein lebenswertes Leben zu führen.

Niemand kann Ihren Tinnitus nachempfinden. Eigentlich kann Ihnen auch kein anderer helfen in dem Sinne, dass er Ihnen die Krankheit abnimmt, Sie davon erlöst. Aber so ist es doch auch mit vielen anderen Dingen im Leben. Wenn Sie Probleme haben, können Sie sich zwar mit Menschen Ihres Vertrauens austauschen und beraten, doch was Sie aus den Ratschlägen machen, ist ganz allein Ihre Sache. Das gilt auch für den Umgang mit Tinnitus. Hier müssen Sie Ihren ganz persönlichen Weg finden, denn jeder Tinnitus ist anders.

Jeder Tinnitus ist anders – finden Sie Ihren eigenen Weg.

Zunächst vier wichtige Tatsachen, die Sie sich immer wieder vor Augen halten sollten:

- Tinnitus hat nur zu einem sehr geringen Prozentsatz schwerwiegende Ursachen. Es steckt also nur äußerst selten eine ernsthafte oder gefährliche Erkrankung hinter dem Phänomen.
- Sie sind nicht allein. Sehr viele Menschen leiden unter Tinnitus. Mindestens jeder Zehnte hat schon irgendwann einmal Ohrgeräusche gehabt.

- Bei einem großen Prozentsatz der Kranken bessern sich die Ohrgeräusche spontan im Laufe des ersten Jahres.
- Die objektiv gemessene Lautstärke der Ohrgeräusche entspricht nicht dem Ausmaß der persönlichen Belastung. Gleich laute oder leise Ohrgeräusche werden von verschiedenen Betroffenen in unterschiedlichem Maße als belastend empfunden. Das bedeutet, dass bei der Empfindung die individuelle Toleranzgrenze unterschiedlich ist. Und auf diese persönliche Toleranzgrenze können Sie Einfluss nehmen!

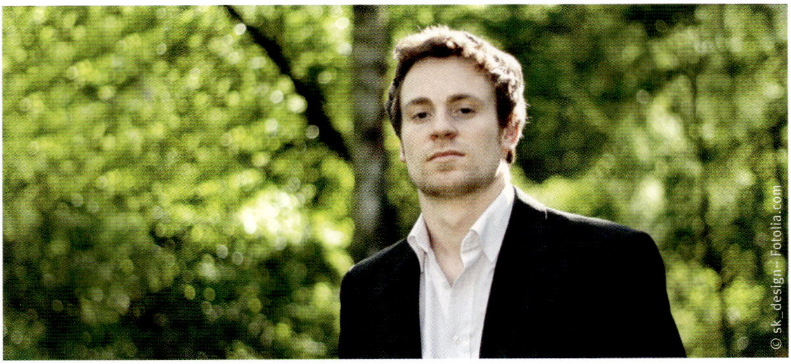

Das Leben mit Tinnitus erfordert von jedem Betroffenen eine individuelle Auseinandersetzung mit seiner Krankheit.

Das sind doch gar keine so schlechten Aussichten. Bei jedem dieser Punkte können Sie selbst ansetzen und etwas dazu beitragen, damit es Ihnen persönlich besser geht.

Kämpfen Sie nicht gegen den Tinnitus, sondern machen Sie das Beste daraus.

Denken Sie in kleinen Schritten. Seien Sie mit kleinen Fortschritten zufrieden. Finden Sie sich mit der Tatsache ab, dass Ihr Tinnitus nicht über Nacht verschwinden wird. Versuchen Sie, Ihren Zustand anzunehmen. Kämpfen Sie nicht mehr krampfhaft gegen den Tinnitus! Wenn man ein Problem annimmt, ist das der halbe Schritt zur Lösung. Davonlaufen können Sie nicht. Also heißt es standhalten und in aller Gelassenheit das Beste daraus machen.

Wie Sie besser mit Tinnitus leben können

Fangen Sie an, mit Ihrem Tinnitus zu leben, und nehmen Sie ihm so einen Großteil seiner negativen Wirkung. Das ist möglich, wenn Sie die nachfolgenden Tipps beherzigen.

- Gehen Sie zum Arzt und lassen Sie alle gesundheitlichen Probleme abklären. Dann können Sie beruhigt sein, dass nichts Schlimmes in Ihnen schlummert. Und seien Sie dankbar dafür.
- Suchen Sie Kontakt zu anderen Menschen, insbesondere zu anderen Betroffenen. Gehen Sie in eine Selbsthilfegruppe. Es gibt sehr viele davon, und ihre Zahl wächst ständig. Sie können auch einen Angehörigen mitnehmen – das trägt sicher dazu bei, dass Ihre Familie das Problem noch ernster nimmt.
- Versuchen Sie, sich von Ihren Ohrgeräuschen abzulenken. Bleiben Sie nicht länger als unbedingt nötig von der Arbeit fern, stürzen Sie sich ins pralle Leben. Kranksein wird leicht zur Gewohnheit. Ganz anders ist die Lage natürlich, wenn Sie dermaßen unter den Ohrgeräuschen leiden oder so schlecht hören, dass die Kommunikation mit der Umwelt fast unmöglich ist. Aber geben Sie auch dann nie die Hoffnung auf, dass der Tag X kommen wird, an dem sich alles bessert.
- Beschäftigen Sie sich in Ihrer Freizeit mit einer Sache, die Ihre ganze Aufmerksamkeit in Anspruch nimmt. Wenn Ihnen umgebende Geräusche gut tun, verbinden Sie diese Tätigkeit mit Geräuschen, die Ihnen angenehm sind. Lassen Sie z. B. beim Werken oder einer anderen Handarbeit das Radio laufen.

- Nehmen Sie sich aber auch die Freiheit, sich zurückzuziehen, wenn andere Geräusche Sie stören.
- Wenn Sie zu nichts Lust haben, sollten Sie sich von anderen mitziehen lassen. Am besten aber: Werden Sie selbst aktiv, in der Familie, in der Freizeit, mit Freunden. Aller Anfang ist schwer. Sie werden vielleicht fluchen und sich fragen, was das Ganze soll. Aber nach einer Weile sind Sie über den Berg. Dann denken Sie oft gar nicht mehr daran, dass Sie etwas belastet. Halten Sie auf jeden Fall bis zu dieser Phase durch, bevor Sie beurteilen, ob Ihre neue Betätigung Ihnen Ablenkung bringt oder nicht.
- Verbinden Sie die Ablenkung mit Fitnesstraining und treiben Sie Sport.
- Fassen Sie den Entschluss „Ab heute geht es mir besser." Ein weiser Mann sagte einmal: „Fröhlichkeit muss nicht angeboren sein. Sie kann auf einem festen Willensentschluss beruhen." Fassen Sie solch einen Willensentschluss!
- Tun Sie etwas für Ihre Seele! Denken Sie in Ruhe über sich selbst nach. Was bedrückt Sie in Ihrem Leben? Kann man das ändern? Haben Sie sich in der Zeit, bevor die Krankheit ausbrach, zu viel zugemutet? Was für Ziele können Sie sich setzen? Es sollten realistische Ziele sein und keine utopischen. Jeder Mensch trägt in sich ein Selbstbild. Wie sieht das Ihre aus? Was können Sie tun, um dem angestrebten Zustand näher zu kommen, um zufriedener mit sich selbst zu sein? Ganz zufrieden soll man ja nie sein, denn das bringt Stillstand. Aber eine Mitte in allem zu finden, das sollte Ihr Ziel sein.
- Kümmern Sie sich ab heute weniger um Ihre Ohrgeräusche, sondern mehr um sich selbst. Tun Sie alles, damit es Ihnen seelisch und körperlich besser geht. Damit steigern Sie Ihre ganz persönliche Toleranz gegenüber dem Tinnitus. Sie gewinnen Macht über Ihren Tinnitus.
- Tun Sie einfach mal, was Ihnen Spaß macht. Nur Sie selbst, kein anderer braucht einen Nutzen daraus zu ziehen. Machen Sie eine

Reise zu sich selbst, in Ihre Vergangenheit, in die Gegenwart. Lassen Sie Ihre Gedanken in einer ruhigen, entspannten Minute einfach kommen und gehen. Lernen Sie sich selbst besser kennen und verstehen. Erfühlen Sie sich bewusst. Was haben Sie für Neigungen und Abneigungen, welche Dinge sind Ihnen wichtig im Leben? Welche Ereignisse haben Sie im Laufe Ihres Lebens geprägt? Welche haben Sie gefordert? Haben Sie das Gefühl, dass Sie zu kurz gekommen sind in Ihrem Leben? Warum? Empfinden Sie darüber Wut oder Trauer? Haben Sie sich durch bestimmte Umstände in Ihrer Entfaltung eingeengt gefühlt? Welche Umstände waren dies? Was macht Ihnen Spaß? Was verabscheuen Sie? Was für Interessen haben Sie? Verfügen Sie über besondere Talente? Haben Sie Freude an Ihrem Beruf? Fühlen Sie sich im Kreise Ihrer Familie wohl? Welche Rolle nimmt in Ihrem Leben Ihr Beruf ein und welche die Familie oder Partnerschaft? Was bedeuten für Sie Begriffe wie Glück, Zufriedenheit, Erfolg? Haben Sie ein Lebensziel? Stellen Sie sich einen solchen Fragenkatalog zusammen und versuchen Sie, diese Fragen so spontan und aufrichtig wie möglich zu beantworten. Sie werden eine Menge über sich selbst erfahren! Lassen Sie dabei auch Ihre Gefühle zu.

- Lachen Sie öfter! Das gibt Ihrem Seelenleben neuen Schwung. Verschenken Sie jeden Tag ein Lächeln, wie der Meister des positiven Denkens, Dale Carnegie, rät. Sie bekommen es tausendfach zurück und fühlen sich rundum wohler. Nehmen Sie sich selbst an – mit all den guten und schlechten Seiten, die Sie haben. Fangen Sie an, sich selbst zu mögen. Erziehen Sie sich dazu, gelassener zu werden. Das bedeutet nicht, dass Ihnen alles, was um Sie herum geschieht, gleichgültig wird. Aber Sie lernen, die richtigen Schwerpunkte zu setzen. Machen Sie sich das Motto zu eigen: „Gott gebe mir die Gelassenheit, Dinge hinzunehmen, die ich nicht ändern kann. Den Mut, Dinge zu ändern, die ich ändern kann. Und die Weisheit, das eine vom anderen zu unterscheiden.“

Das Tinnitus-Tagebuch

Um Ihre persönliche Situation besser zu erkennen, hat sich das Führen eines Tinnitus-Tagebuchs vielfach bewährt. In diesem Tagebuch sollten Sie vermerken, wie Sie Ihren Tinnitus im Verlauf eines Tages empfinden, wie laut und wie belästigend die Ohrgeräusche sind. Der Arzt oder Therapeut wird Ihnen eine Skala vorgeben, auf der die Grade der empfundenen Lautstärke oder Belästigung genau definiert sind.

Tragen Sie einfach zu verschiedenen Tageszeiten, am besten immer um die gleiche Zeit, den jeweiligen Grad der Empfindung ein. Dadurch gewinnen Sie nach und nach mehr Klarheit über die verschiedenen Faktoren der Außenwelt, die sich auf Ihre Ohrgeräusche auswirken. Sie können die Situationen festmachen, in denen Ihnen der Tinnitus besonders zur Last fällt. So werden Sie bemerken, dass er häufig stärker wird, wenn Sie sich über etwas aufregen, wenn Sie Kummer haben. Andererseits wird die Belästigung vielleicht geringer sein, wenn Sie in einen erfreulichen Tag starten.

Führen Sie ein Tinnitus-Tagebuch, um die Krankheit besser zu beobachten.

Manchmal werden Sie feststellen, wie Sie von Ihrem Tinnitus „überlistet" werden oder wie Sie ihn ausspielen können. Solch ein Tagebuch lohnt sich und macht die Sache spannend. Es hilft auch dem Therapeuten, der daraus nützliche Hinweise für die weitere Behandlung ziehen kann.

Mit dem Tagebuch können Sie festhalten, ob Ihnen das Gläschen Rotwein am Abend gut tut, ob sich das Joggen, mit dem Sie endlich begonnen haben, positiv auswirkt oder nicht. Sie können auch entdecken, dass vielleicht ein neues Medikament auf Dauer nichts bringt.

Dieses Tagebuch sollten Sie über längere Zeit hinweg führen und mit Ihrem Arzt oder Therapeuten auswerten. Es liefert Ihnen wichtige Anhaltspunkte, ob und wie Sie Ihre Lebensgewohnheiten und Ihr

Umfeld ändern müssen, um mit den Ohrgeräuschen besser zurechtzukommen.

Bei manchen Betroffenen hat das Tagebuch allerdings einen unerwünschten Effekt: Sie denken öfter an den Tinnitus, als ihnen lieb ist. Wenn Sie zu diesem Kreis gehören, sollten Sie besser kein Tagebuch führen.

Tinnitus-Tagebuch

		morgens	mittags	abends
Montag	L	5	3	8
	B	4	2	8
Dienstag	L			
	B			
Mittwoch	L			
	B			
Donnerstag	L			
	B			
Freitag	L			
	B			
Samstag	L			
	B			
Sonntag	L			
	B			

Für die einzelnen Wochentage des Tagebuchs wählen Sie bestimmte, gleichbleibende Zeiten und tragen im Rahmen einer Skala Ihrer Wahl (z. B. von 1 bis 10) die Grade für die empfundene Lautstärke (L) und das Ausmaß der Belästigung (B) ein. (Die Zahlen unserer Grafik sind nur Beispiele.)

Gesunde Lebensführung

Mit einer auf den Tinnitus abgestimmten, gesunden Lebensführung können Sie viel erreichen. Das beflügelt jede der Therapien, die wir in diesem Buch beleuchtet haben, und schützt Sie ganz nebenbei vor vielen anderen Krankheiten. Hier nur einige grundlegende Tipps:

- Ernähren Sie sich gesund! Die Nahrung liefert uns Energie und wichtige Stoffe zur Erneuerung der Zellen. Es ist gar nicht so schwer, auf eine gesunde Ernährung zu achten. Heute ist es möglich, sich selbst in einem normalen Supermarkt mit einer gesunden vollwertigen Kost einzudecken. Vollwertig bedeutet nicht, dass Sie sich ausschließlich von Körnern ernähren müssen. Eine gesunde Mischkost tut es auch. Alle Nahrungsmittel sollen so naturbelassen wie möglich auf den Tisch kommen. Schränken Sie Ihren Fleischkonsum ein. Zweimal wöchentlich Fleisch genügt vollauf.
- Verzichten Sie auf Schweinefleisch. Geben Sie Geflügel oder Lammfleisch, dem hochwertigsten Fleisch überhaupt, den Vorzug. Schneiden Sie das sichtbare Fett weg. Etwas Fett braucht der Körper, damit gewisse Stoffwechselvorgänge normal ablaufen können. Besonders für den Hormonhaushalt sind die Fette wichtig. Doch diese holt sich der Körper ausreichend aus anderen Quellen wie Käse und anderen Milchprodukten oder aus den Ölen, mit denen Sie Ihren Salat anmachen.
- Essen Sie zweimal pro Woche Fisch. Verwenden Sie hochwertige pflanzliche Öle zum Kochen und zum Anmachen von Salaten und Rohkost. Nehmen Sie lieber einige kleinere Mahlzeiten zu sich als ein opulentes Mahl.
- Essen Sie abends nicht zu spät und nicht zu viel und nach Möglichkeit keine Rohkost, die sonst sehr zu empfehlen ist. Der Darm möchte nachts ebenfalls ruhen, und so wird diese Kost nicht verdaut, sondern bleibt im Darm und setzt Fäulnisprozesse in Gang. Es heißt so schön: Ein Apfel ist morgens Gold, mittags Silber und abends Blei!

- Essen Sie nicht, wenn Sie in Eile sind. Nehmen Sie vor der Mahlzeit etwas Rohkost zu sich oder trinken Sie ein Glas Mineralwasser. Sie haben dann kein so ausgeprägtes Hungergefühl mehr und vermeiden es, zu große Mengen zu vertilgen. Essen Sie langsam. Genießen Sie jeden Bissen. So werden Sie auch mit kleineren Mengen schneller satt. Zwingen Sie sich nicht, Ihren Teller leer zu essen.
- Verzichten Sie auf übermäßigen Alkohol- und Nikotingenuss! Dass Alkohol und Rauchen dem Körper schaden, weiß jeder von uns. Die Zigarette nach dem Essen oder zur Tasse Kaffee am Nachmittag oder ab und zu eine gute Zigarre – solange es die Ausnahme bleibt, ist nichts dagegen einzuwenden. Auch ein Glas Bier oder Wein ist ab und zu erlaubt. Aber bitte keine Exzesse! Hochprozentiges sollten Sie meiden. Neueste Studien belegen übrigens die vorteilhafte Wirkung von Rotwein – in Maßen natürlich – auf die Herzkranzgefäße.
- Seien Sie sich stets bewusst, dass Rauchen und Alkoholkonsum nichts weiter sind als Ersatzbefriedigungen für den Moment. Eine neue, bessere Einstellung zu Ihrem Leben erreichen Sie damit nicht.

Vitamine

Grundsätzlich sind Vitamine lebensnotwendig: Sie sind an vielen Stoffwechselvorgängen, am Umbau von Nahrungsmitteln in eine für den Körper verwertbare Form, beteiligt. Dennoch sind Vitamine und Mineralstoffe ein beliebter Streitpunkt vieler Wissenschaftler. Schon allein bei den empfohlenen Tagesmengen gehen die Meinungen auseinander.

Der Körper ist auf eine ausreichende Zufuhr von außen angewiesen, da er diese Stoffe nicht selbst herstellen kann. Vitaminmangel kann daher ernsthafte Folgen haben. Risiken einer Überdosierung an Vitaminen sind weitaus seltener.

Welche Vitamine darf man sich selbst „verschreiben“? Die Vitamine der B-Gruppe sollten Sie nicht auf eigene Faust einnehmen. Sie haben den Wert eines Medikaments. Sonst kann es sein, dass diese einmal nicht mehr wirken, wenn Sie sie tatsächlich brauchen!

Man kann davon ausgehen, dass der Vitaminbedarf durch die wachsenden Belastungen der modernen Industriegesellschaft gestiegen ist. Der Körper braucht insgesamt 13 Vitamine – die wasserlöslichen C-Vitamine und die acht Vitamine der B-Gruppe sowie die fettlöslichen Vitamine A, D, E und K.

Es gibt einige sinnvoll zusammengestellte Vitaminpräparate auf dem Markt, deren Einnahme mit Sicherheit keine Überdosierung hervorruft. Eine geregelte Einnahme von Vitamin C ist sinnvoll, vor allem bei Menschen, die nicht regelmäßig frisches Obst und Gemüse auf ihrem Speiseplan haben, denn es dient als Schutz vor Infektionen.

Weiterhin sind die Vitamine E und Beta-Carotin (eine Vorstufe des A-Vitamins) von Bedeutung. Mit diesen Vitaminen tun Sie etwas für Ihr Immunsystem, Ihren Zellstoffwechsel und zum Schutz Ihrer Zellen. Sie sind nämlich sogenannte Radikalfänger, die die Zellen vor den „freien Radikalen" schützen. Diese schädlichen Stoffe entstehen im Körper selbst oder dringen von außen ein. Sie greifen Zellstrukturen an, schädigen diese und können unter anderem auch Krebs erzeugen.

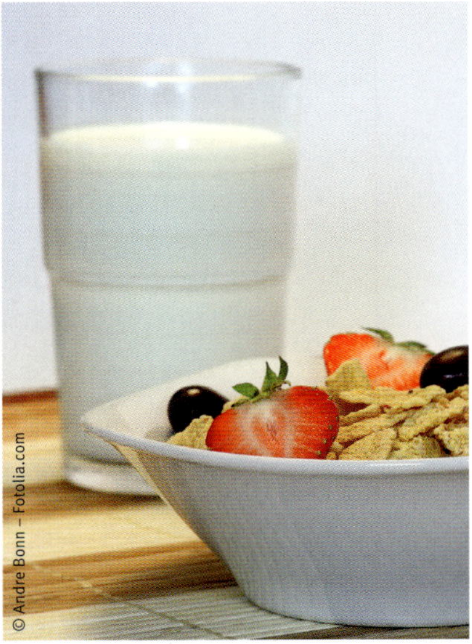

Eine ausgewogene, vitaminreiche Ernährung unterstützt jede Tinnitustherapie und fördert das allgemeine Wohlbefinden.

Mineralstoffe

Auch auf die ausreichende Zufuhr von Mineralstoffen sollten Sie achten. Bei stärkerer nervlicher oder körperlicher Belastung ist es sinnvoll, zusätzlich Magnesium einzunehmen. Es wirkt ausgleichend auf das vegetative Nervensystem und entkrampfend auf die Gefäße. Mittlerweile gehört die Einnahme von Magnesium zur Therapie der ersten Wahl bei Durchblutungsstörungen im Bereich der Herzkranzgefäße. Immer mehr wird es auch zur Behandlung von Tinnitus eingesetzt. Kalium und Calcium sind weitere wichtige Mineralstoffe, die der Körper benötigt. Sie sind in den meisten Multivitaminpräparaten enthalten.

Bei der Zubereitung unserer Nahrung gehen viele wertvolle Mineralstoffe verloren.

Bei der Zubereitung unserer Nahrung geht nämlich sehr viel von diesen wertvollen Mineralstoffen verloren. Der tägliche Bedarf wird also auf Dauer nicht gedeckt. Oder trinken Sie täglich einen Liter Milch oder essen 200 Gramm Hartkäse, um Ihren täglichen Calciumbedarf zu decken? Dies sind nämlich die dazu erforderlichen Mengen. Für Ihr Immunsystem sind außerdem noch Zink und das Spurenelement Selen von Bedeutung. Auch diese gibt es entweder als Einzelpräparate oder in Kombinationspräparaten in den Apotheken.

Der richtige Schlaf

Wenn Sie unter Schlafstörungen leiden, was bei Tinnitus häufig der Fall ist, sollten Sie an Ihren Schlafgewohnheiten arbeiten. Das Schlafbedürfnis hat eine große und sehr individuelle Spannweite. Fühlen Sie sich morgens erholt und ausgeruht oder könnten Sie noch ewig liegenbleiben? Fällt es Ihnen leicht, mittags zwischendurch einzunicken? Beobachten Sie sich! Es kann sein, dass Sie einfach zu wenig Schlaf bekommen. Am leichtesten erforschen Sie Ihr Schlafbedürfnis im Urlaub. Gehen Sie ins Bett, wenn Sie müde sind, und stehen Sie dann auf, wenn Sie von selbst aufwachen.

Vermeiden Sie es, tagsüber zu schlafen. Gehen Sie erst ins Bett, wenn Sie richtig müde sind. Lesen Sie nicht im Bett und sehen Sie auch nicht fern. Machen Sie lieber einige Entspannungsübungen. Machen Sie sich nicht verrückt, wenn Sie nicht einschlafen können – Sie können sich nicht zum Schlafen zwingen. Stehen Sie lieber auf und beschäftigen Sie sich mit irgend etwas, egal womit, es kann Lesen oder Bügeln sein. Erst wenn Sie müde sind, gehen Sie wieder zu Bett. Wenn Sie nachts aufwachen sollten, stehen Sie lieber auf und tun Sie etwas, als im Bett ins Grübeln zu verfallen. Falls Ihre Ohrgeräusche Sie am Einschlafen hindern, versuchen Sie, diese zu lindern, z.B. mit Hilfe eines Tinnitus-Maskers (siehe S. 85). Diese Geräte eignen sich sehr gut als Einschlafhilfe. Oder hören Sie Musik, falls das angenehmer für Sie ist. Manche Patienten empfinden auch das Rauschen des Radios, ohne dass ein Sender genau eingestellt ist, als sehr angenehm zum Einschlafen. Die Musik können Sie auch über kleine Kopfhörer hören, sodass Ihr Partner nicht belästigt wird. Kaufen Sie sich eine CD mit meditativer Musik oder entspannenden Suggestionen.

Gehen Sie erst ins Bett, wenn Sie richtig müde sind.

Führen Sie zur Kontrolle ein Schlaftagebuch. So können Sie die Wirksamkeit der einzelnen Einschlafhilfen testen. Verzichten Sie, wenn es irgend geht, auf Schlaftabletten, da Sie davon abhängig werden können. Vor allem in der Anfangsphase der Tinnitus-Erkrankung glauben viele Patienten, ohne Medikamente keine Nachtruhe zu finden. Wenn Sie unbedingt etwas zum Einschlafen brauchen, wählen Sie bitte ein leichtes Mittel auf pflanzlicher Basis, bei dem keine Suchtgefahr besteht, wie Baldrian.

Sport macht stabil

Verschaffen Sie sich genügend Bewegung. Erstens ist das gut für den Körper und zweitens auch für die Seele. Vor allem Ausdauersportarten tragen viel dazu bei, Stress abzubauen. Außerdem werden der Stoff-

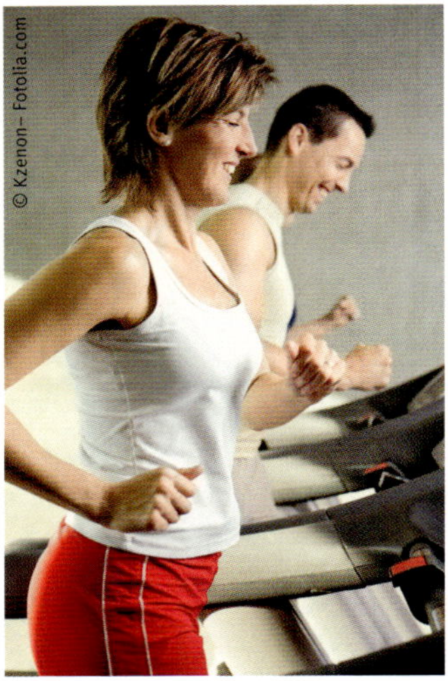

Sport baut Stress ab, stärkt das Immun- und Herz-Kreislauf-System und sorgt für eine gute Sauerstoffversorgung des Körpers.

wechsel gefördert, der Cholesterin- und Harnsäurespiegel gesenkt und somit das Gefäßsystem geschützt.

Körperliche Bewegung hat sehr viele Vorteile. Das Herz-Kreislauf-System wird gestärkt, der Blutdruck stabilisiert. Die Atemkapazität der Lungen verbessert sich ebenso wie die Sauerstoffversorgung aller Gewebe und die Durchblutung. Und neben diesen körperlichen Auswirkungen macht Sport Sie psychisch stabiler und ausgeglichener.

Es gibt viele Arten körperlicher Betätigung, doch am besten zur Steigerung Ihres persönlichen Wohlbefindens und zum Abbau von Stress sind die sogenannten aeroben Sportarten oder Ausdauersportarten. Aerob bedeutet, dass dabei Sauerstoff verwertet wird. Im Gegensatz dazu steht anaerob, also ohne Sauerstoffverwertung.

Sie müssen sich aber keineswegs zu einer Sportskanone entwickeln. Ausdauersportarten, die sich anbieten, sind z. B. Laufen, Joggen, Radfahren (auch auf dem Hometrainer), Schwimmen, Skilanglauf oder Seilspringen. Wichtig ist, dass Sie im aeroben Bereich bleiben. Ein Maßstab dafür ist, dass Sie sich während der Ausübung der Sportart noch unterhalten können. Dabei sollen Sie Ihre Muskeln mindestens zwölf Minuten ununterbrochen fordern. Diese Zeit ist für das Herz-Kreislauf-System am wirksamsten. Ausschlaggebend ist, dass Sie regelmäßig Sport treiben: mindestens dreimal wöchentlich, am besten aber täglich.

Wichtig ist, dass Sie regelmäßig Sport treiben.

Wenn Sie Probleme mit dem Herzen oder dem Kreislauf haben, sollten Sie sich auf jeden Fall vor dem Einstieg in ein solches Übungsprogramm ärztlich untersuchen lassen. Vergessen Sie dabei bitte die Waage, denn es kann sein, dass Sie durch Sport sogar zwei bis drei Pfund zunehmen. Das leichtere Fettgewebe wird nämlich abgebaut und durch das schwerere Muskelgewebe ersetzt. Dafür wirkt sich dies aber positiv auf ihre Körperform aus – sie wird z. B. im Hüftbereich schmaler und straffer. Außerdem ist es die Muskelmasse unseres Körpers, die 90 % der durch Nahrung aufgenommenen Kalorien verbraucht. Also ist es nur sinnvoll, die Muskelmasse unseres Körpers zu steigern, denn somit wird auch die Menge der Kalorien, die verbrannt werden, gesteigert.

Die sportliche Betätigung wird sich auch an Ihrem Körpergewicht bemerkbar machen. Für viele von uns ist das Halten des Körpergewichts eine zusätzliche Stressquelle. Wenn Sie im aeroben Bereich trainieren, wird zur Erzeugung von Energie ausschließlich Fett verbrannt. Und das sehen Sie bald auch an Ihrem Körper.

Bei Diäten verliert man zu Beginn durch den Flüssigkeitsverlust an Gewicht. Weiterhin wird auch die Muskelmasse abgebaut, also gerade das Gewebe, das die meisten Kalorien verbrennt. Deshalb nimmt man nach einer Diät auch so schnell wieder zu.

Vergessen Sie Diäten, sondern ernähren Sie sich vernünftig und treiben Sie etwas Sport.

Vergessen Sie also Diäten, ernähren Sie sich lieber einigermaßen vernünftig und treiben Sie etwas Sport. Zusammengefasst: Sie aktivieren durch regelmäßige sportliche Betätigung Ihren Stoffwechsel, vermehren die Muskelmasse Ihres Körpers und steigern so die Fettverbrennung. Ihr Körper wird straffer, Sie erhöhen Ihr persönliches Wohlbefinden und tun viel zum Abbau von Stress.

Hilfe durch Selbsthilfe

Für viele Tinnitus-Kranke haben sich Selbsthilfegruppen bewährt. Hier treffen sich Menschen mit bestimmten gemeinsamen Problemen oder Erkrankungen, um Erfahrungen auszutauschen. Meist fühlen sie sich vom großen Kreis der Außenstehenden nicht genug verstanden. In der Gruppe dagegen finden sie für ihr persönliches Problem Ansprache und Verständnis, häufig gar konkrete Hilfe.

Machen Sie den Schritt in eine Selbsthilfegruppe! Sie sind mit Ihrem Tinnitus plötzlich nicht mehr allein, denn jeder in der Gruppe kann zumindest nachvollziehen, was Sie zu leiden haben. Viele können Ihnen Tipps geben, und Sie selbst können anderen helfen.

Diese Gruppenarbeit ist natürlich nicht jedermanns Sache. Sie erfordert Offenheit und das Vermögen, auf andere, zunächst fremde Menschen zugehen zu können. Doch viele Betroffene schwören darauf – und in der Medizin sind solche Selbsthilfegruppen mittlerweile wegen ihres unzweifelhaften therapeutischen Erfolgs anerkannt. Wer jedoch die Gruppe scheut, sollte sich besser auf einen Einzeltherapeuten fixieren, wobei Gruppenarbeit und Einzeltherapie sich nicht ausschließen.

Der Motor für die Selbsthilfe von Tinnitus-Betroffenen in Deutschland ist die Deutsche Tinnitus-Liga (DTL) mit Sitz in Wuppertal. Gegründet wurde sie 1986 von einem Betroffenen. Mitglieder der DTL sind nicht nur Kranke, sondern auch Ärzte und Therapeuten sowie Angehörige.

Der Motor für die Selbsthilfe von Tinnitus-Betroffenen in Deutschland ist die Deutsche Tinnitus-Liga (DTL).

Adressen finden Sie im Serviceteil auf S. 151. Die DTL kann Ihnen auch speziell auf die Behandlung von Tinnitus ausgerichtete Kliniken empfehlen oder HNO-Kliniken, die eine besondere Tinnitus-Sprechstunde eingerichtet haben.

Und die Familie?

Es ist für einen Nichtbetroffenen außerordentlich schwierig, sich in die Problematik des Tinnitus hineinzuversetzen. Wie sollte er auch? Eine nicht betroffene Person kann sich kaum vorstellen, was sich in Ihrem Kopf abspielt, wie sich die Geräusche anhören, wie Ihr ganz persönlicher Leidensdruck aussieht.

> Wenn Sie die Ohrgeräusche wieder einmal plagen, sollten Sie versuchen, Ihrer Familie Art und Qualität der Geräusche anhand anderer akustischer Quellen zu vermitteln. Arbeiten Sie mit Beispielen, verweisen Sie auf den ratternden Motor oder den pfeifenden Wasserkessel oder ein anderes nachvollziehbares Geräusch, das Ihrem Tinnitus am nächsten kommt. Man wird zumindest ansatzweise mitfühlen können, was in Ihnen vorgeht.

Sagen Sie Ihrer Familie deutlich, was Sie stört und was Ihnen gut tut. Vielleicht empfinden Sie Musik als unheimlich lästig, oder das Läuten des Telefons bringt Sie zum Rasen, während es für Ihre Angehörigen völlig normale alltägliche Geräusche sind.

Klären Sie ab, dass Sie jetzt vielleicht etwas mehr Zeit mit sich selbst verbringen wollen, wenn Sie denken, dass Ihnen das gut tut. In der ersten Zeit werden Sie sicherlich den Drang haben, ständig über die Geräusche reden zu müssen. Bitten Sie Ihre Angehörigen um Verständnis dafür und darum, Ihnen zuzuhören.

Doch Vorsicht: Es kommt der Zeitpunkt, wo es besser ist, nicht an den Tinnitus erinnert zu werden. Ihre Familie wird Sie vielleicht gerade dann danach fragen, wenn Sie es geschafft haben, nicht auf den Tinnitus zu achten. Und genau durch diese Frage werden Sie wieder daran erinnert, dass das Geräusch doch da ist. Die ganze Sache erfordert also eine gehörige Portion Fingerspitzengefühl. Das Wichtigste ist, miteinander zu reden, und zwar offen, sodass jeder weiß, woran er ist.

Serviceteil

Literatur

Im Folgenden finden Sie weitere Ratgeber, die Tinnitus-Betroffenen weiterhelfen können. Zusätzlich führen wir Fachbücher für Interessierte auf, die noch tiefer in die Materie einsteigen möchten.

Ratgeber:

A. Cramer: Tinnitus. Wirksame Selbsthilfe durch Musiktherapie, Trias 2008

E. Biesinger: Tinnitus: Extra: Klänge und Musik für besseres Hören. Audio CD, Trias 2007

J. Sandmann u. a.: Tinnitus: 100 Fragen – 100 Antworten. Ein Ratgeber für Betroffene, Akademos 2007

Frank E. Callies: Der Tinnitus Helfer. Retraining Therapie. Die neue Form der Selbsthilfe. Mit CD-Rom für PC und CD-Player, Humboldt 2004

G. Hesse/H. Schaaf: Tinnitus: Leiden und Chance, Profil 2004

E. Biesinger: Die Behandlung von Ohrgeräuschen. Ursachen erkennen und ausschalten. Die besten Therapien für Akut- und Langzeitbehandlung, Trias 2002

M. Holl: Tinnitus lindern. Vorbeugung, sanfte und nachhaltige Heilung. Ein Selbsthilfeprogramm, Oesch 2002

Fachbücher:

H. Feldmann u. a.: Tinnitus. Grundlagen einer radikalen Diagnostik und Therapie, Thieme 2002

G. Goebel u. a.: Ohrgeräusche. Psychosomatische Aspekte des komplexen chronischen Tinnitus. Vorkommen, Auswirkungen, Diagnostik und Therapie, Urban und Vogel 2002

Th. Altrock: Tinnitus-Behandlung mit Homöopathie und Akupunktur. Mit einem Repetitorium der Tinnitus-Symptome, Haug 1998

Nützliche Adressen

Die Deutsche Tinnitus-Liga e. V. (DTL)

Die DTL ist eine gemeinnützige Selbsthilfeorganisation gegen Hörsturz und Ohrgeräusche mit über 18 000 Mitgliedern, darunter vielen Ärzten, Diplompsychologen und Hörgeräteakustikern. Es ist der größte Tinnitus-Zusammenschluss der Welt. Das Informationszentrum Wuppertal gibt gerne Auskünfte rund um den Tinnitus. Auf Anfrage ist dort eine kostenlose Informationsbroschüre über die Tätigkeit und die Leistungen der Tinnitus-Liga erhältlich. Als Mitglied in der DTL erhält man die vierteljährlich neu erscheinende Informationsschrift „Tinnitus-Forum", die als weltweit beispielhaft gilt.

Deutsche Tinnitus-Liga e. V. (DTL)
Postfach 210351, 42353 Wuppertal
Tel. 02 02/2 46 52-0
dtl@tinnitus-liga.de
www.tinnitus-liga.de

Schweizer Tinnitus-Liga
Ziegelstr. 18, CH 7206 Igis
Tel. 0 81/3 30 85 51
Info@tinnitus-liga.ch
www.tinnitus-liga.ch

Österreichische Tinnitus-Liga
Postfach 23, 8029 Graz
Tel. 03 16/2 89 13-0
Koller-oetl@sime.com

Weitere Informationen rund um den Tinnitus gibt es unter
www.schule-des-hoerens.de
www. Schwerhoerigkeit.de
www.hoersturz.de

Register